Hellweg Lux-Wellenhof Bühler

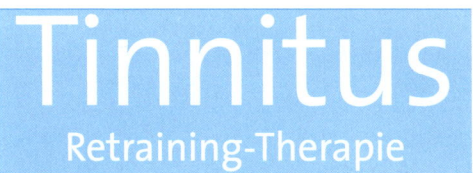

Tinnitus
Retraining-Therapie

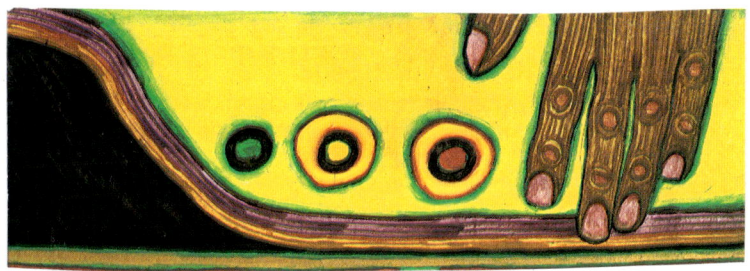

Dr. med. Christian Hellweg
Gabriele Lux-Wellenhof   Petra Bühler

Tinnitus
Retraining-Therapie

Die ganzheitliche Methode
bei Ohrgeräuschen

Unter Mitarbeit von
Cornelia Franz und Reinhard Becker

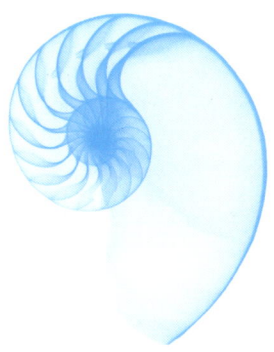

IRISIANA

Die Inhalte des Buches wurden von den Verfassern nach bestem Wissen erstellt und mit größtmöglicher Sorgfalt geprüft. Sie bieten jedoch keinen Ersatz für eine kompetente medizinische Beratung. Weder Autoren noch Verlag können für eventuelle Nachteile oder Schäden, die aus den im Buch gegebenen Hinweisen resultieren, eine Haftung übernehmen. Die etwaige Wiedergabe von Gebrauchs- und Handelsnamen, Warenbezeichnungen und dergleichen in diesem Buch berechtigt nicht zu der Annahme, dass diese ohne weiteres von jedermann benutzt werden dürfen; gesetzlich geschützte, eingetragene Warenzeichen sind ggf. nicht eigens als solche gekennzeichnet.

Bibliografische Information der Deutschen Bibliothek:
Die Deutsche Bibliothek verzeichnet diese Publikation in der Deutschen Nationalbibliografie; detaillierte bibliografische Daten sind im Internet unter http://dnb.ddb.de abrufbar.

© Heinrich Hugendubel Verlag, Kreuzlingen/München 2008
Alle Rechte vorbehalten

Umschlaggestaltung: Weiss/Zembsch/Partner, Werkstatt München
unter Verwendung eines Motivs von fotolia.de / Angelika Schönhuber
Satz: Nikolaus Hodina, München
Druck und Bindung: Druckkollektiv GmbH, Giessen
Printed in Germany

ISBN 978-3-7205-5041-3

Die beste Arznei für den Menschen ist der Mensch.
Paracelsus

Inhaltsverzeichnis

Seite

Vorwort 11
Einleitung 15

Tinnitus – eine Erkrankung der modernen Zeit? 19

Ohrgeräusche seit Menschengedenken 21
Berühmte Leidensgenossen 25

Zum heutigen Wissensstand 29

Was ist Tinnitus, was ist Hyperakusis? 31
Ursachen des Tinnitus 33
Die Diagnose 41
Therapieansätze 47
    Therapieansätze bei akutem Tinnitus 47
    Therapieansätze bei chronischem Tinnitus 49

Wie funktioniert die Tinnitus-Retraining-Therapie (TRT)? 53

Das Tinnitus-Modell nach Jastreboff 55
    Grundeigenschaften der zentralen Hörbahn 55
    Verbindungen der Hörbahn zu anderen Teilen
    des Zentralnervensystems 56
    Tinnitus als Fehlschaltung der normalen Hörbahn 60
    Der Tinnitus-Teufelskreis 62

Inhaltsverzeichnis

Habituation – der Weg aus dem Tinnitus-Teufelskreis 67
    »Habituation« 69
    Der Weg zur Habituation 70
Die Rolle des HNO-Facharztes, des Hörakustikers und
des Psychologen 73
    Das Counselling 74
    Das »rosa« Rauschen und ähnliche Geräusche 76
    Die psychologische Unterstützung 81

Der Sanus-Noiser 83

Der Unterschied zwischen Sanus-Noiser und Masker 85
Wie sollen die »helfenden Helfer« wirken …? 91
    Erlösung von der Einsamkeit 92
    Akzeptanz von Hilfe 92
    Überwindung des Widerspruchs 93
    Wiedergewinn von Lebensqualität 93
    Annehmen der »Ersten Hilfe«, Sanus-Noiser – gesundes Rauschen 94
    Frequenzverstärker, Hörgeräte, Kombigeräte und andere Technik . . 95
    Einzelbeschreibung der technischen Rehabilitationsmittel 96
Welche Hörgerätetechniken kommen in Frage? 101
Welche alternativen Techniken Sie sonst noch nutzen können 105
    Bedside-Noiser oder Soundsysteme 105
    Tinnituskissen 106
    Zimmerspringbrunnen 106
    Musik und Entspannungsmusik 107
    Lärmschutz 107

Psychologische Begleitung 109

Psychotherapie bei Tinnitus und Hyperakusis 111
Der psychologische Ansatz bei der Behandlung des Tinnitus 113
    Psychotherapeutische Maßnahmen 113

Psychotherapeutisch orientierte Behandlungsverfahren bei Tinnitus:
Eine Übersicht 115
    Entspannungsmethoden 115
    Psychotherapeutisch orientierte Behandlungsverfahren
    bei Hyperakusis, Misophonie, Phonophobie 125

Die TRT in der Praxis 127

Organisation und Zeitplanung einer ambulanten TRT 129
    Beginn der TRT: Kategorisierung nach Jastreboff 130
Unterschiedliche Phasen bei Tinnitus Retraining 145
    Hinderungsgründe, eine TRT zu beginnen 148
    Was sollten Sie unbedingt reklamieren? 148
Ergebnisse der TRT 151
    Langzeitstudie zur Tinnitus-Retraining-Therapie (TRT)
    von G. Lux-Wellenhof und Dr. Hellweg 151
    Stimmen von Betroffenen 155
Kosten und Kostenerstattungen der TRT:
Was Sie beachten müssen … 169
    Kosten der Untersuchungen der verschiedenen Fachgebiete –
    Grundsatzfragen 171
    Kostenübernahme bei speziellen Untersuchungsmethoden 172
    Alternative Möglichkeiten der Kostenerstattung im Fall von
    medizinischen und berufsfördernden Leistungen zur
    Rehabilitation 175
Die häufigsten Fragen zu Tinnitus 181

Wissenschaftliches Nachwort von Prof. Dr. G. Langner 187

Tinnitus beruht auf gestörter zentralnervöser
Informationsverarbeitung 189
    Die Informationsbahnen des Gehörs 190
    Hypothesen zur Entstehung von Tinnitus 193

Inhaltsverzeichnis

Nachweis und Lokalisation von Tinnitus 196
Nachweis des Stressfaktors 200

Anhang 203

Beurteilung und Bewertung von Ohrgeräuschen 204
Adressen 205
Literatur 208
Studien zur Wirksamkeit der Tinnitus-Retraining-Therapie
und Studienbeschreibungen 210
Die Autoren 218
Danksagung 221
Stichwortverzeichnis 223

Vorwort

Tinnitus und Hyperakusis, d.h. verminderte Geräuschtoleranz, bieten sowohl für die Forschung als auch auf klinischer Ebene eine enorme Herausforderung. Über die Entstehungsmechanismen dieser Phänomene gehen die Meinungen weit auseinander.
Auch über die optimale Behandlungsmethode wird kontrovers diskutiert. Die Tinnitus-Retraining-Therapie, die auf einem spezifischen neurophysiologischen Modell basiert, erhielt weltweite Anerkennung und wird gegenwärtig in mehr als zwanzig Ländern eingesetzt. Die TRT regte intensive Diskussionen an und gab zu mehreren Studien Anlass, die ihre Wirksamkeit belegen.
Diese Methode besteht aus einem Retraining-Counselling, das eine Klassifikation des Tinnitus in verschiedene Kategorien beabsichtigt, und zusätzlich in einer Schallbehandlung (mit oder ohne tragbare Geräuschgeneratoren), die die Stärke des Tinnitus-Signals abschwächen soll. Das letztendliche Ziel der Tinnitus-Behandlung aber ist die Habituation des Tinnitus, d.h. die Habituation von negativen Reaktionen, die durch den Tinnitus ausgelöst werden, und die Habituation der Wahrnehmung des Tinnitus.

Bei korrekter Anwendung kann die TRT bewirken, dass bei ca. achtzig Prozent der Patienten eine entscheidende Besserung des Tinnitus herbeigeführt wird. Hyperakusis kann sehr häufig sogar völlig geheilt werden.
Was die TRT betrifft, gibt es sehr viele Missverständnisse. Manche Experten halten TRT für eine kognitive Therapie, bei der auch Geräuschgeräte verwendet werden. Andere glauben, sie sei eine formalisierte Methode zum Gebrauch von Geräuschgeräten.

Während es zwar einzelne Elemente eines durchaus kognitiven verhaltenstherapeutischen Ansatzes als Teil des Retraining-Counselling gibt, so beinhaltet und zielt die TRT jedoch auf konditionierte Reflexe und das Umtrainieren derselben ab, ist auf unbewusste Informationsverarbeitung und unbewusstes Lernen ausgerichtet. Dieser Behandlungsansatz wird sowohl bei Tinnitus als auch bei Hyperakusis eingesetzt, da in der Tat bei beiden Phänomenen die gleichen neuronalen Netzwerke beteiligt sind.

Zweck der Geräuschtherapie ist es, die Stärke der tinnitus-assoziierten neuronalen Aktivitäten in der Hörbahn herabzusetzen (indem der Unterschied zwischen dieser Aktivität und der neuronalen Hintergrundaktivität verringert wird) und dadurch auch in anderen Zentren des Gehirns, besonders im limbischen und autonomen Nervensystem. Ein Geräusch ist dazu wichtig, nicht aber eine bestimmte Art und Weise, es zu präsentieren. TRT kann auch ganz ohne Geräuschgeräte durchgeführt werden, obwohl dies nicht ideal ist. Hervorzuheben ist jedoch, dass Geräuschtherapie allein nicht wirkt und keine Besserung bringt, da es sehr schwierig ist, eine Habituation zu erreichen, wenn der Stimulus deutlich negativ besetzt ist. Ein Großteil der ersten Aufklärungs- und Beratungssitzung dient dem Ziel, diese negativen Besetzungen abzubauen, Tinnitus und Hyperakusis zu entmystifizieren und ein Fundament zu schaffen, das die Habituation ermöglicht.

Ein Buch, das die TRT detailliert beschreibt, trägt viel dazu bei, Missverständnisse und Fehlinterpretationen zu diesem Thema auszuräumen. Und ein solches Buch ist besonders wichtig, wenn man in Betracht zieht, dass in Deutschland ein hoher Grad an Bewusstsein für Tinnitus besteht, aber in manchen Fällen die Präsentation und Interpretation von TRT in der deutschen Fachliteratur sehr verwirrend ist.

Dieses Buch zeigt die hauptsächlichen theoretischen Prinzipien der TRT und ihre klinische Umsetzung klar und deutlich auf. Dabei darf man nicht vergessen, dass TRT nicht statisch ist, sondern durch ständige Verbesserungen geprägt ist. Es liegt in der Natur der Dinge, dass jedes Buch dem hinterherhinkt, was in den neuesten TRT-Kursen gelehrt wird, und es ist völlig unmöglich, die Methode allein durch das Lesen des Buches zu erlernen. Das

Buch enthält jedoch genügend Informationen, um TRT und ihre Wirkungsweise verstehen und schätzen zu lernen.

Beide Autoren sind hervorragend geeignet, TRT dem deutschen Publikum nahezubringen. Unter den Menschen, die auf dem Gebiet des Tinnitus arbeiten, sind nur sehr wenige, die sich dieser Aufgabe mit so viel Hingabe und Kenntnis widmen wie Herr Dr. Hellweg und Frau Lux-Wellenhof.

Dr. Hellweg ist Neurowissenschaftler, hat eine Ausbildung als Neurootologe und beträchtliche Erfahrungen bei der klinischen Umsetzung der TRT. Wir erinnern uns immer noch an den Tag, als er in der Universität von Maryland in Baltimore auftauchte, wo wir gerade dabei waren, das erste amerikanische Tinnitus & Hyperakusis Center einzurichten. Er war unglaublich enthusiastisch und hatte unzählige Fragen. Danach nahmen Christian und Gaby an unserem dreitägigen TRT-Kurs in Baltimore teil und es entwickelte sich eine regelmäßige und sehr intensive Zusammenarbeit. Beide organisierten mehrere TRT-Kurse in Deutschland, wo wir die Gelegenheit hatten, unsere Sicht der Dinge zu präsentieren, und wo wir unsere Erfahrungen mit deutschen Medizinern und Akustikern teilen konnten.

Durch diese Begegnungen lernten wir auch die einzigartigen Qualitäten von Frau Lux kennen. Sie ist vielseitig begabt und obendrein eine Expertin auf dem Gebiet der Instrumentierung. Wenn wir eine Frage haben oder vor einem Problem stehen, ist sie es, die wir um Rat fragen. Sie hat einen bemerkenswerten Einfallsreichtum, wenn es darum geht, das Counselling mit Beispielen oder Gerätschaften zu erleichtern und für den Patienten verständlicher zu machen. Unsere Zusammenarbeit mit Dr. Hellweg und Frau Lux profitierte auch auf erfreuliche und effektive Weise von der Übersetzerin Frau Bukowski, deren Englisch nicht nur besser als unseres ist, sondern die auch mit stoischer Ruhe Übersetzungen in letzter Minute anfertigte und mit dem ihr eigenen feinen, aber freundlichen Humor dazu beitrug, dass wir unsere Aufenthalte in Deutschland richtig genießen konnten.

Zusätzlich zur äußerst erfolgreichen Behandlung von Tinnitus und Hyperakusis beschäftigen sich Dr. Hellweg und Frau Lux auch mit wissenschaftlicher klinischer Forschung auf hohem Niveau. Sie akzeptieren Fakten nicht einfach, ohne zu hinterfragen, sondern betreiben eigene Forschungen, um kritisch zu prüfen, ob die Aussagen und Ergebnisse ihrer wissenschaftlichen Untersuchungen auch korrekt sind. Ihre letzte Arbeit, die sie auf dem 7. International Tinnitus Seminar in Fremantle, Australien 2002 vorstellten, zeigte aufregende Ergebnisse einer Langzeitstudie über fünf Jahre TRT. Die Studie bestätigte, dass TRT nicht nur für kurze Zeit nach der Behandlung wirksam ist, sondern dass die therapeutischen Ergebnisse auch nach fünf Jahren noch klar und deutlich nachweisbar sind. Wir zollen ihnen Anerkennung für ihre Bemühungen, TRT den deutschen Praktikern nahezubringen, wozu auch die Veröffentlichung dieses Buches zählt, und wir erwarten von ihnen auch in der Zukunft Richtungsweisendes.

Pawel J. Jastreboff, Ph. D., Sc. D.
Professor & Director
Tinnitus & Hyperakusis Center
Dept. of Otolaryngology
Emory University of Medicine, Atlanta, USA

Margaret M. Jastreboff, Ph. D.
Tinnitus & Hyperacusis Clinic
Department of Audiology, Speech-Language Pathology and Deaf Studies
105 Van Bokkelen Hall
Towson University
8000 York Road Towson, MD 21252, USA
Email: tinnitus@towson.edu

Einleitung

Etwa acht Millionen Menschen in Deutschland haben damit Erfahrung, rund zwei Millionen leiden darunter: Ohrgeräusche, auch Tinnitus genannt. Viele von den Betroffenen nehmen die »Qual im Ohr« mit solch starker Intensität wahr, dass sie kein normales privates und berufliches Leben mehr führen können. Alle Altersgruppen sind betroffen, auch Schulkinder sind schon dabei, unser jüngster Patient ist gerade sechs Jahre alt gewesen. Wir haben aber auch akute Tinnituspatienten, die weit über siebzig Jahre alt sind, die weitaus meisten finden sich unter den Vierzig- bis Sechzigjährigen.

Die Pein ist für alle Patienten deshalb noch gravierender, weil andere Menschen um sie herum sich das Ausmaß des Leidens meist nicht vorstellen können. Und weder die traditionelle noch die alternative Medizin hatten bisher ein wirksames Mittel gegen chronischen Tinnitus parat. »Sie müssen damit leben lernen«, »Sie müssen sich daran gewöhnen«, so lautete bisher das für die Patienten vernichtende Urteil. Was aber noch schlimmer ist: Oft wurden und werden Tinnituspatienten von vermeintlichen Heilsversprechungen gelockt, ihnen werden falsche Hoffnungen gemacht, aus Unwissenheit oder um ihre Not finanziell auszubeuten. Was das bedeutet, können die Verfasser teilweise aus eigener schmerzlicher Erfahrung nachvollziehen.

Seit etwa acht Jahren aber hat sich diese Situation geändert. An die Stelle der Ratlosigkeit und Hilflosigkeit von Betroffenen und Therapeuten ist eine erfolgversprechende Behandlungsmethode getreten. Es handelt sich dabei um eine Behandlungsmethode, die keine vollständige Heilung verspricht, aber eine Besserung des Tinnitus bei immerhin achtzig Prozent der Behandelten bewirken konnte.

Gerade an die »hoffnungslosen« Fälle wendet sich diese interdisziplinäre Tinnitus-Retraining-Therapie von Hazell und Jastreboff. Es handelt sich dabei um eine wissenschaftlich begründete, an der Universität Maryland von Pawel Jastreboff entwickelte Therapieform, die in England und den USA schon einige Jahre früher als in Deutschland erfolgreich eingesetzt wurde. Dabei fügen sich verschiedene einzelne, traditionelle, zum Teil schon gut bekannte Therapieelemente modifiziert und integriert zu einem Gesamtkonzept in völlig neuartiger Weise zusammen. Mit dieser ambulanten, auf ein bis zwei Jahre anzulegenden Behandlungsmethode konnten inzwischen auch von den Autoren vorher nicht gekannte Erfolge erzielt werden. Bereits nach sechs Monaten Therapie geben etwa siebzig Prozent der Patienten an, dass sich ihr Leiden gebessert habe, dreißig Prozent sind sogar so weit wiederhergestellt, dass sie am täglichen Leben normal teilhaben können.

In diesem Buch haben die Autoren die theoretischen Grundprinzipien der TRT von Pawel Jastreboff erläutert und ihre in fünf Jahren gesammelten eigenen Erfahrungen mit der TRT zusammengefasst. Die Autoren haben ihr Können und Wissen direkt an der Quelle, in den Universitätskliniken bei Prof. Jastreboff in den USA und Prof. Hazell in London, erworben. Besonders die offene wissenschaftliche Atmosphäre in der Arbeitsgruppe um Jastreboff hat den schnellen und effektiven Wissenstransfer zum Wohle der Patienten nach Deutschland möglich gemacht. Die Autoren möchten daher ausdrücklich darauf hinweisen, dass die eigenen Erfahrungen und Behandlungsergebnisse aus Frankfurt, die in diesem Buch dargestellt werden, auf einer streng nach dem Vorbild von Hazell und Jastreboff durchgeführten und in die Praxis umgesetzten Tinnitus-Retraining-Therapie beruhen. Die wissenschaftlichen Grundlagen und Methoden, auf deren Basis in Frankfurt gearbeitet wird und auf die hier Bezug genommen wird, stammen ausschließlich von Pawel Jastreboff und seiner Arbeitsgruppe aus den USA. Wichtige Ergebnisse neurophysiologischer Experimente am Tiermodell wurden uns von dem zoologischen Institut der Universität Darmstadt, von Prof. Gerald Langner und Frau Dr. Wallhäuser-Franke, zur Verfügung gestellt, die uns auch bei der Deutung der theoretischen Hintergründe der TRT stets mit Rat und Tat zur Seite standen. Bei wissenschaftlichen Fragen im

Zusammenhang mit der Verarbeitung von Schallsignalen in der zentralen Hörbahn des Menschen half uns Prof. Rainer Klinke, Direktor des Physiologischen Institutes der Universität Frankfurt. Prof. Christoph von Ilberg, Direktor der Hals-Nasen-Ohrenklinik Frankfurt, stellte uns seine große Erfahrung bei der Lösung klinischer Probleme zur Verfügung.

Tinnitus –
eine Erkrankung der modernen Zeit?

Ohrgeräusche seit Menschengedenken

Hörsturz, Ohrgeräusche, Geräuschüberempfindlichkeit – Tinnitus als Krankheitsbild, oft in Begleitung von Hyperakusis oder Hörverlust, ist in den letzten Jahren immer mehr ins Bewusstsein der Öffentlichkeit gerückt. Fast könnte man meinen, das »Klingeln im Ohr« sei eine Zeiterscheinung, die auf die Hektik unserer geräuschvollen Epoche zurückzuführen sei. Ein Blick in die Geschichte belehrt uns eines Besseren. Bereits vor Tausenden von Jahren wurden Menschen von dem Lärm im Kopf gequält, und sie versuchten auf manchmal skurrile Weise, der Krankheit beizukommen.

Die ostindischen Annamiten (die heutigen Vietnamesen) im 15. Jahrhundert beispielsweise glaubten, das Ohr des Menschen werde von einem kleinen Tier bewohnt. Kämpft dieses Tierchen nun mit anderen oder fühlt es sich durch einen Eindringling belästigt, macht es Krach, der vom Menschen als Ohrgeräusch wahrgenommen wird. Diesen Störungen versuchte man durch Ausräucherung beizukommen, wozu die Häute ungiftiger Schlangen verbrannt wurden.

Ein anderes Rezept gegen ein »verhextes Ohr« wird in einem ägyptischen Papyrus aus der Zeit der 17. Dynastie (etwa 1600 vor Christus) empfohlen: das Einträufeln von Behen-Öl (aus der Behennuss, der ölhaltigen Frucht eines afrikanischen Baumes), rotem Ocker und zwei weiteren, unbekannten Substanzen in das Ohr. Ein anderer Papyrus (etwa 200 vor Christus) empfiehlt gegen »Brummen im Ohr«, über einen hohlen Schilfstängel frisches Rosenöl in das Ohr zu flößen.

Der griechische Gelehrte Aristoteles (384 bis 322 vor Christus) beschäftigte sich als Betroffener mit Ohrgeräuschen und kann gewissermaßen als erster Theoretiker der Geräuschtherapie gelten. Er schreibt: »Wie kommt es, dass das Dröhnen in den Ohren aufhört, wenn man Lärm macht? Ist es so, weil ein größerer Lärm den kleineren vertreibt?«

Von einem interessanten Aberglauben, der sich als sehr langlebig erwiesen hat, berichtet Plinius der Ältere im 1. Jahrhundert nach Christus in seiner »Naturgeschichte«: Nicht anwesende Personen könnten am Klingeln in ihren Ohren merken, wenn man über sie spreche. Therapie wäre nach dieser Theorie zwecklos.

Im Mittelalter wurden Stimmungen und Dämpfe für Ohrgeräusche verantwortlich gemacht. Sie wurden als Anzeichen eines allgemeinen Krankheitszustandes verstanden, wie zum Beispiel Fieber, oder aber als Vorboten eines Kollapses. Paracelsus (1493 bis 1541) bringt Tinnitus bereits mit einem akustischen Trauma in Zusammenhang, ausgelöst beispielsweise durch das Donnern von Gewehren, Glockengeläut oder den Lärm einer Mühle.

»Culpeper's Herbal«, ein englisches Kräuterbuch aus dem 17. Jahrhundert, nennt gegen Ohrgeräusche verschiedene Kuren: Rote-Bete-Saft, in die Nasenlöcher getropft, soll den Kopf reinigen und so der Pein abhelfen. Heiße Dämpfe eines Ysop-Suds, mittels eines Trichters ins Ohr geführt, lindern, wie es heißt, Entzündungen und singende Geräusche darin. Eine ähnliche Wirkung wird dem Saft von wildem Majoran zugeschrieben, wenn man ihn in die Ohren tropft.

Weniger als Krankheit denn als Gnade werden Ohrgeräusche in Mystik und Esoterik empfonden. In der indischen Kundalini-Lehre geht man davon aus, dass die Schlangenkraft, die Lebensenergie, die dem Schüler mentale und physische Erleuchtung bringt, am Ende der Wirbelsäule ruht. Bei ihrem Erwachen schnellt sie empor und löst akustische Erscheinungen aus. Untrügliche Zeichen für diese aufsteigende Kraft sind demnach Grillengezirp und Bienengesumm im Kopf. Den »göttlichen Klangstrom« wahrnehmen zu können gilt als höchstes Ziel der Meditation.

In verschiedenen Regionen Asiens betrachtet man ein hohes, knisterndes Ohrgeräusch als ein Zeichen dafür, dass im Körper Fenster zur spirituellen Welt geöffnet werden, die zur weiteren geistigen Entwicklung führen. Diese Art von Tinnitus tritt angeblich nur in Schüben auf und verschwindet dann wieder.

Ein länger anhaltendes Ohrgeräusch wird in Asien mancherorts auch mit unbewältigten Belastungen aus einem früheren oder aus dem gegenwärtigen Leben in Verbindung gebracht. Der Tinnitus wird hiernach nicht als eine »zufällige« Erscheinung angesehen, sondern als Hinweis darauf, dass bestimmte belastende Lebensmuster geändert werden sollten. Um wieder ins innere Gleichgewicht zu kommen, helfe es, so meint man, in sich hineinzuhören, die eigenen Vorstellungen und Wünsche wieder wahrzunehmen und in sein Leben zu integrieren. Vielfach werden bei quälenden Ohrgeräuschen Heiler aufgesucht, die mit Gebeten versuchen, die negativen Lebensstrukturen zu durchbrechen.

Berühmte Leidensgenossen

Zahlreiche Künstler und andere bekannte Persönlichkeiten haben an Tinnitus gelitten und ihm mit ihren Mitteln Ausdruck verliehen.

Die große griechische Dichterin Sappho beispielsweise ist eine von ihnen. Sie lebte im 7. Jahrhundert vor Christus auf der Insel Lesbos und gründete dort eine Schule für junge Damen, die sie in Poesie, Tanz und Musik unterrichtete. Einer ihrer Schülerinnen mit dem Namen Atthis war sie besonders zugetan. Als diese einen Mann kennen und lieben lernte, wurde Sappho außerordentlich eifersüchtig. Sie schrieb die Verse: »... meine Ohren mit dumpfem Murmeln klangen. / Ich fiel in Ohnmacht, sank und starb dahin.« – Tinnitus als Symptom nervöser Emotionen.

Auch der Reformator Martin Luther (1483 bis 1546) wurde von Tinnitus geplagt. Sein Leiden begann, seinen Aufzeichnungen nach, am 15. Juli 1527. Er verspürte ein Geräusch im linken Ohr, das er wie eine stürmische Brandung beschreibt. Es breitete sich im Inneren seines Kopfes aus und führte zu einer kurzen Ohnmacht. Bis zu seinem Tod litt er immer wieder an solchen Attacken – vermutlich also an der Ménière-Krankheit. Der Tinnitus blieb permanent und war später mit Taubheit verbunden.

Der Dichter, Philosoph und Komponist Jean-Jacques Rousseau (1712 bis 1778) erlebte den Anfang seines Tinnitus-Leidens ganz ähnlich: »... Ich kann es nur als eine Art Sturm bezeichnen, was meine Glieder ergriff ... Ein großes Summen der Ohren begann damit, und dieser Lärm war dreifach und später vierfach ... Ein tiefes, hohles Summen, ein Murmeln, klarer als das Rinnen des Wassers, ein hohes Klingeln ...«, so schreibt er in seiner Autobiographie. Es handelte sich bei Rousseau um einen plötzlichen Hörsturz mit massivem Tinnitus; überdies blieb er zeitlebens schwerhörig.

Ludwig van Beethoven (1770 bis 1827) war erst 28 Jahre alt, als er das erste Mal eine Hörstörung bemerkte. In einem Brief an einen Freund schreibt er dann 1801: »Meine Ohren summen und dröhnen tagsüber und nachts.« Später klagt er: »Ich kann sagen, ich bringe mein Leben elend zu, seit zwei Jahren fast meide ich alle Gesellschaften, weil's mir nicht möglich ist, den Leuten zu sagen: Ich bin taub.«

Ein anderer Komponist war ebenfalls mit Ohrgeräuschen und Taubheit geschlagen – als Begleiterscheinung einer Lues-Erkrankung (Syphilis). Bei Friedrich Smetana (1824 bis 1884) setzte die Krankheit 1874 ein, als Summen und Klingeln, »so als stände ich bei einem riesigen Wasserfall«. Das Finale seines Ersten Streichquartetts in e-Moll zeugt angeblich davon: Das viermal gestrichene e der ersten Geige durchzieht die gesamte Passage. In einem Brief an den Violinisten August Krömpel in Weimar beschreibt er seinen Tinnitus in musikalischer Fachsprache: »Ich habe den Beginn meiner Krankheit schildern zu müssen geglaubt und es auf die Art darzustellen gesucht, wie es im Finale des Quartettes mit dem 4-mal gestrichenen e der ersten Violine geschieht. Ich wurde nämlich vor Eintritt der völligen Taubheit viele Wochen lang zuvor immer des Abends zwischen 6 und 7 Uhr durch den starken Pfiff des As-Dur-Sext-Akkordes as es c in höchster Piccolo-Lage verfolgt, eine halbe, oft die ganze Stunde lang ununterbrochen, ohne dass ich mich davon in irgendeiner Weise hätte befreien können. Dies geschah regelmäßig täglich, gleichsam als warnender Mahnruf für die Zukunft.«[1]

Auch im Bereich der bildenden Kunst gibt es Werke, die mit einem Tinnitus-Leiden des Künstlers in Verbindung gebracht werden, so beispielsweise die düsteren, nach 1793 entstandenen Fantasiebilder des spanischen Malers Francisco Goya (1746 bis 1828). Im Alter von 46 Jahren befiel ihn eine mysteriöse Krankheit: Lähmungserscheinungen, Visionen, Gleichgewichtsstörungen, Ohrgeräusche und Taubheit. Während die erstgenannten Symptome nach einiger Zeit wieder verschwanden, blieben Tinnitus und Taubheit für den Rest seines Lebens. Man vermutet eine Bleivergiftung, da Goya Bleicarbonat (»Bleiweiß«) als weißes Farbpigment bevorzugte.

---

1 Nach: Harald Feldmann (Hg.), Tinnitus, Stuttgart 1992.

Bei Vincent van Gogh (1853 bis 1890) wurde längere Zeit vermutet, dass seine Halluzinationen sowie die daraus resultierende Selbstverstümmelung am Ohr auf ein Tinnitus-Leiden zurückzuführen seien. In einem eindrucksvollen Selbstporträt mit Kopfverband hat er seinen Zustand der Nachwelt überliefert. Aus heutiger Sicht lässt sich jedoch sagen, dass er nicht an Tinnitus litt.

Die Liste bekannter Betroffener, einschlägiger Vorkommnisse und Vermutungen sowie mehr oder weniger kurioser Heilungsversuche ließe sich noch lange fortsetzen. Aber bereits die angeführten Beispiele reichen aus, um zu zeigen, dass Tinnitus ein Leiden ist, das die Menschen schon seit Urzeiten befällt, dessen Ursachen sehr komplex sein können und dem sie bis in die Gegenwart oft hilflos ausgeliefert sind.

Zum heutigen Wissensstand

Was ist Tinnitus, was ist Hyperakusis?

Ohrgeräusche, denen keine äußere Schallquelle zuzuordnen ist, werden in der medizinischen Fachsprache als *Tinnitus* bezeichnet. Der Begriff leitet sich ab von dem lateinischen Wort »tinnire« (»klingeln«, »laut singen«). Manchmal wird noch unterschieden zwischen *Tinnitus aurium* (Geräusch der Ohren) und *Tinnitus cerebri* (Geräusch des Gehirns). Der erstgenannte Begriff bezeichnet die Empfindung unterschiedlichster Geräusche in einem Ohr oder in beiden Ohren, der zweitgenannte umfasst alle Geräusche, die nicht im Ohr, sondern als aus dem Kopf kommend empfunden werden.

Die Geräuscharten können sehr vielfältig sein, wie den Beschreibungen von Betroffenen zu entnehmen ist. Manche vergleichen ihren Tinnitus mit dem Summen einer Hochspannungsleitung, andere vernehmen das Rauschen eines Wasserfalls oder das Zirpen einer Grille; auch Hubschraubergeräusche oder Motorenbrummen werden genannt. Die Lautstärke des Tinnitus kann ebenfalls individuell ganz verschieden empfunden werden. In manchen Fällen wechselt die Lautstärke tage- oder sogar stundenweise. Sie ist jedoch nicht immer ausschlaggebend für den Grad der Belästigung. Dieser ist auch stark abhängig von der Umgebung, in der man lebt und arbeitet. In ruhigem Umfeld ist die Wahrscheinlichkeit sehr viel größer, dass Menschen sich von ihren Ohrgeräuschen gestört fühlen. Manche belästigt der Tinnitus mehr beim Einschlafen, andere stört er vor allem beim Aufwachen. Manche quält er Tag und Nacht. In jedem Fall kann dadurch die Konzentrationsfähigkeit stark herabgesetzt und die seelisch-geistige Verfassung erheblich beeinträchtigt werden.

Tinnitus kann allein, aber auch zusätzlich zu *Schwerhörigkeit* auftreten. In manchen Fällen begleiten Ohrgeräusche eine *Hyperakusis*. Diese gibt es, wie die Schwerhörigkeit, auch als eigenständige Erkrankung, also auch ohne Tinnitus. Bei Hyperakusis werden bereits Umweltgeräusche von geringer Lautstärke, wie zum Beispiel menschliche Stimmen, als außerordentlich belastend empfunden. Die Betroffenen sind häufig nicht mehr in der Lage, ein normales gesellschaftliches und berufliches Leben zu führen. Sie müssen krank geschrieben werden oder sind zumindest nur beschränkt arbeitsfähig. Sie verlassen unter Umständen nicht mehr das Haus. Dusche und Waschbecken müssen mit Handtüchern schallgedämpft werden, Teller mit Stoff unterlegt. Zu Autofahrten sind Hyperakusis-Betroffene meist nicht mehr fähig.

In einer Schweizer Umfrage[1] gaben 74 Prozent aller befragten Tinnitus-Patienten Hyperakusis als Begleiterscheinung an. Von den in Frankfurt behandelten Tinnitus-Patienten hatten 38 Prozent Hyperakusis. Dieses gemeinsame Auftreten hängt damit zusammen, dass bei Innenohrschäden der Lautstärkebereich, der zwischen Hörschwelle und Unbehaglichkeitsgrenze liegt (»Dynamikbereich«), eingeengt ist. Bei Hyperakusis ist die Unbehaglichkeitsschwelle noch zusätzlich abgesenkt.

Mit der Hyperakusis nicht zu verwechseln ist die *Phonophobie*, ein psychischer Zustand, der von Angst vor bestimmten Geräuschen gekennzeichnet ist.

Tinnitus ist nach der medizinischen Definition keine eigenständige Erkrankung, sondern Symptom einer Funktionsstörung des Hörsystems, wobei der Störung die unterschiedlichsten Entstehungsursachen und -orte zugrunde liegen können. Tinnitus kann prinzipiell bei jeder Erkrankung des Ohres und mit jeder Form einer Hörminderung beziehungsweise eines übersteigerten Hörens auftreten.

---

[1] Vgl. Bernhard Kellerhals / Regula Zogg, Tinnitus-Hilfe, Freiburg und Basel 2. Aufl. 1997.

Ursachen des Tinnitus

Im Allgemeinen unterscheidet man zwei Formen des Tinnitus, die auch auf unterschiedliche Ursachenfelder zurückgeführt werden:

- Von *objektiven Ohrgeräuschen* spricht man, wenn physikalische und damit messbare, objektive Schwingungen im Spiel sind. Sie können auch von einem externen Beobachter wahrgenommen werden. Verursacht werden sie zum einen durch anatomische Veränderungen in den großen Blutgefäßen des Kopfes und des Halses, zum anderen durch krampfartige Zuckungen der Muskeln des Mittelohres oder des Gaumens. Der objektive Tinnitus kann in den meisten Fällen vom Arzt über ein Stethoskop oder einen Hörschlauch mitgehört werden.
- *Subjektive Ohrgeräusche* treten nur in der Wahrnehmung des Betroffenen, also subjektiv in Erscheinung, sie können von einem anderen nicht wahrgenommen werden und sind auch nicht mit physikalischen Mitteln messbar.

Bei vielen Betroffenen beginnen Ohrgeräusche und Hyperakusis mit einem *Hörsturz*. So wird eine plötzlich eintretende Innenohrschwerhörigkeit bezeichnet. Bis heute ist die Entstehung dieses Phänomens noch nicht vollständig geklärt. Der plötzliche Hörverlust auf einem Ohr kann entweder nur bestimmte Frequenzen betreffen oder bis zur vollständigen Taubheit reichen.

Man vermutet als Ursachen akute Durchblutungsstörungen, aber auch Virusinfekte, Störungen der Immunabwehr beziehungsweise der Nervenbahnen des Innenohres.

Beim *Knalltrauma,* dem plötzlichen und akuten Einwirken eines großen Schalldrucks auf das Ohr, kommt es zu einer Schädigung des Innenohrs mit anschließendem Funktionsausfall der Haarzellen im Cortischen Organ und, daraus folgend, oft zu Ohrgeräuschen. In der Regel ist dieser Funktionsausfall erholungsfähig, das Organ reagiert zum Beispiel auf eine Verstärkung der Sauerstoffzufuhr und auf Cortison.

Die *Lärmschwerhörigkeit* wird verursacht durch ein ständig einwirkendes, lautes Geräusch in der Umgebung, etwa am Arbeitsplatz, das die Haarzellen im Cortischen Organ immer wieder überreizt und damit schädigt. Trotz der Lärmexposition beider Ohren tritt oft nur ein einseitiger Tinnitus auf. Ein Ohrgeräusch muss jedoch nicht zwangsläufig gemeinsam mit einer Schwerhörigkeit entstehen. Ebensowenig ist das Ausmaß eines Ohrgeräusches abhängig vom Grad der Schwerhörigkeit. Um ein Fortschreiten der Lärmschwerhörigkeit zu vermeiden, ist es wichtig, die Ohren nicht weiter dem Lärm auszusetzen, sondern sie davor zu schützen.

Für die *idiopathische Innenohrschwerhörigkeit* lässt sich, wie das Wort »idiopathisch« (»selbstständig entstanden«) schon sagt, keine äußere Ursache oder auslösende Erkrankung finden. Man geht von einer erblichen Belastung aus, ähnlich wie bei der *Altersschwerhörigkeit*. Beide Formen der Schwerhörigkeit werden nicht selten von Ohrgeräuschen begleitet. Stets sollte frühzeitig auf eine Hörgeräteversorgung geachtet werden.

Einen großen Anteil an der Entstehung von Hörstörungen und Tinnitus hat die *Ménière-Krankheit*. Die typischen Symptome sind Druckgefühl im Ohr, Drehschwindel mit Erbrechen, zunehmende Schwerhörigkeit des betroffenen Ohrs, häufig in Verbindung mit Tinnitus. Die genaue Ursache des Krankheitsbildes ist nicht bekannt, jedoch geht man davon aus, dass die Schwindelanfälle und die Schwerhörigkeit durch eine Flüssigkeitsansammlung und eine entsprechende Druckerhöhung im Innenohr verursacht werden.

Ein weiterer Ursachenkomplex sind *Schädel-Hirn-Traumata* infolge äußerer Gewalteinwirkung. Solche Verletzungen sind insbesondere dann für Gehörschäden ursächlich, wenn sie verbunden sind mit einem Bruch der Schädelbasis unter Beteiligung der Felsenbeine, derjenigen Knochen, in welche die Hörschnecke eingebettet ist. Die Ohrstrukturen können nicht nur durch direkte Gewalteinwirkung geschädigt oder zerstört werden, sondern auch durch die mit ihr verbundenen Erschütterungen. Der Ausgang eines solchen Traumas ist ungewiss. Wichtig ist zunächst Ruhe.

Beim *Akustikusneurinom* handelt es sich um eine gutartige Gewebevermehrung der Hör- und Gleichgewichtsnerven. Der Tumor wächst sehr langsam. Mit der Zeit drückt er auf den Nerv, wodurch es zu einer schleichend zunehmenden Schwerhörigkeit des betroffenen Ohres und zu Tinnitus kommt. Bei der Tinnitus-Diagnostik muss das Vorliegen eines Akustikusneurinoms immer ausgeschlossen werden: durch die Messung der Hirnstammpotentiale (BERA) und eventuell mit einer Kernspintomographie. Ein Akustikusneurinom kann operativ entfernt werden.

Ebenfalls operativ zu behandeln ist die *Otosklerose*, eine erbliche Verknöcherungstendenz des Steigbügels, eines Knöchelchens im Ohr, das die Verbindung zwischen Mittelohr und Innenohr darstellt. Die Verwachsungen behindern die Beweglichkeit des Steigbügels und damit die Schallübertragung. Ein Tinnitus ist mitunter ein Vorbote dieser Art der Hörstörung. In einem mikrochirurgischen Eingriff wird der Steigbügel durch eine Prothese aus Gold oder Teflon ersetzt und das normale Hörvermögen in den meisten Fällen wiederhergestellt. Die Chancen, dass sich auch der damit verbundene Tinnitus zurückbildet, stehen bei etwa fünfzig Prozent.

Eine *erweiterte* oder *offenstehende Ohrtrompete* ist häufig bei älteren Menschen mit einseitigem Innenohrschaden zu beobachten. Diese Erscheinung kann auch bei starkem Gewichtsverlust, in der Schwangerschaft sowie während der Einnahme hormoneller Empfängnisverhütungsmittel (»Anti-Baby-Pille«) auftreten. Bei jüngeren Betroffenen fällt auf, dass der Tinnitus oft auf der Seite mit relativ weiter Ohrtrompete (Tube) entsteht. Heftiges Naseschnäuzen kann dann zusätzliche Hörsturz- und Schwindelsymptome hervorrufen. Beim Naseputzen können durch mäßiges Luftausstoßen bei einseitig offenem Nasenloch Mittelohrbeeinträchtigungen vermieden und dadurch bedingte Tinnitus- und andere Ohrbeschwerden verringert werden. Eine zu weite Ohrtrompete kann durch gezielte gymnastische Übungen und chirurgische Eingriffe behandelt werden.

In seltenen Fällen geht ein Ohrgeräusch auf eine chronische *Mittelohrentzündung* zurück. Bei der akuten Form tritt zwar häufig ein Ohrgeräusch auf, es verschwindet aber normalerweise wieder mit dem Abklingen der Entzündung. Bei der sogenannten *Grippeotitis*, einer von Viren hervorgerufenen Form der Mittelohrentzündung, kann sich ein Tinnitus entwickeln, der im ungünstigen Fall erhalten bleibt.

Auch bestimmte *Medikamente* können Innenohrstörungen und begleitende Ohrgeräusche hervorrufen. Hierzu zählen etwa die Acetylsalicylsäure (z. B. Aspirin) in hoher Dosierung, Chinin, bestimmte entwässernde Medikamente (Diuretika), bestimmte Antibiotika (Aminoglykoside) und einige Chemotherapeutika, die in der Krebsbehandlung angewandt werden. Auch während einer Narkose können Schäden des Innenohrs mit dadurch hervorgerufenen Ohrgeräuschen entstehen.

Bei krankhaften **Veränderungen der Schlagadern** sind die damit gegebenenfalls einhergehenden Ohrgeräusche auffällig pulssynchron.

Beim sogenannten *Zervikal-Tinnitus* werden eine deutliche Beeinflussung des Geräuschs durch Kopfbewegung und teilweise auch Veränderungen im Schlaf-Wach-Rhythmus angegeben. Es handelt sich vermutlich um eine Störung der Achse von Atlas (erster Halswirbel), Zunge und Kiefer. Manuelle Therapie, ausgeführt von einem spezialisierten Orthopäden oder Physiotherapeuten, kann ein völliges Verschwinden dieses Tinnitus erreichen.

Ähnlich gelagerte Tinnitus-Ursachen sind *nächtliches Zähneknirschen* sowie *Kiefergelenkserkrankungen*. Besteht ein Verdacht in dieser Richtung, so sollte ein spezialisierter Kieferorthopäde hinzugezogen werden, der mit Tinnitus bereits Erfahrung hat (bei der Arztsuche können eventuell die Tinnitus-Ligen helfen).

Des Weiteren sind *Kreislaufstörungen, Syphilis, Stoffwechselkrankheiten* sowie verschiedene *neurologische Erkrankungen* wie etwa *Multiple Sklerose* hin und wieder mit Ohrgeräuschen verbunden.

Als wichtige Störungsebenen seien zudem *Geburtstraumata* und *emotionale Störungen*, wie *neurotische Konflikte* und *psychosoziale Ausweglosigkeit*, angeführt.

Diese Aufzählung erhebt keinen Anspruch auf Vollständigkeit. Es gibt darüber hinaus noch zahlreiche andere Störungsebenen, die Ursache oder Mitursache für einen Tinnitus sein können. Eine intensive Forschung entdeckt möglicherweise weitere Ursachen, wie etwa Hormonstörungen, Schleudertraumata oder Reaktionen des Immunsystems.

Mehrere der oben genannten Auslöser oder Ursachen des Tinnitus lassen sich aber auf einen gemeinsamen Nenner bringen: Die inneren und die äußeren Haarzellen in der Hörschnecke sind unterschiedlich geschädigt. Für diese Vorstellung spricht, dass bei den meisten Betroffenen die Frequenz beziehungsweise Tonhöhe des Tinnitus gerade dort lokalisiert ist, wo die Schwelle zwischen normalem Hören und dem Bereich der kompletten Hörschädigung liegt. Die Frequenz des Tinnitus befindet sich also weder dort, wo das Innenohr völlig intakt ist, noch dort, wo es völlig zerstört ist. Der Tinnitus lässt sich fast immer im Frequenzbereich des Steilabfalles der Hörkurve orten (ein Steilabfall im Hochtonbereich zeigt sich zum Beispiel in Abb. 2 B, Seite 44).

Darüber hinaus nimmt man heute an, dass äußere und innere Haarzellen völlig unterschiedliche Funktionen ausüben. So sollen die inneren Haarzellen Informationen über Tonhöhe und Lautstärke eines Schallsignales direkt an das Zentralnervensystem weiterleiten. Die äußeren Haarzellen hingegen sollen die mechanischen Wanderbewegungen der Tonwelle im Innenohr stark verändern können. Auf diese Weise sorgen sie indirekt, gewissermaßen als »Innenohr-Verstärker«, für die Frequenztrennschärfe der inneren Haarzellen. Eine ungleichartige Schädigung der inneren und der äußeren Haarzellen könnte nach dieser Vorstellung bei den meisten der so unterschiedlich erscheinenden Tinnitus-Ursachen der eigentliche Auslöser sein (Abb. 1 A bis D auf der folgenden Doppelseite).

Entscheidend für die TRT ist aber, dass diese sich ganz unabhängig davon, welche Schädigung den Tinnitus im Einzelnen ausgelöst haben mag, bei praktisch allen Betroffenen anwenden lässt. Die TRT trachtet nämlich nicht nach der Beseitigung des Auslösers des Tinnitus. Die Behandlung richtet sich vielmehr auf die zentralen Anteile der Hörbahn, die den Tinnitus »gelernt« haben und ihn zu einem hartnäckigen Problem für den Betroffe-

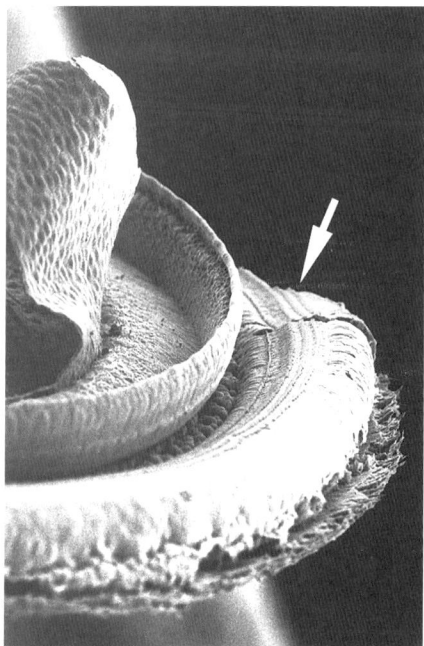

Abb. 1 A bis D: Bilder aus dem Innenohr

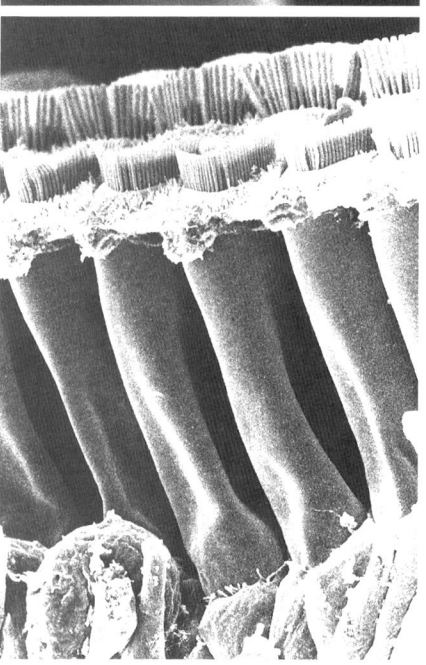

A: Lage der Haarzellen in einer Windung der Hörschnecke (Pfeil)

B: Normale ganze Haarzellen ohne erkennbare Beschädigung

Ursachen des Tinnitus 39

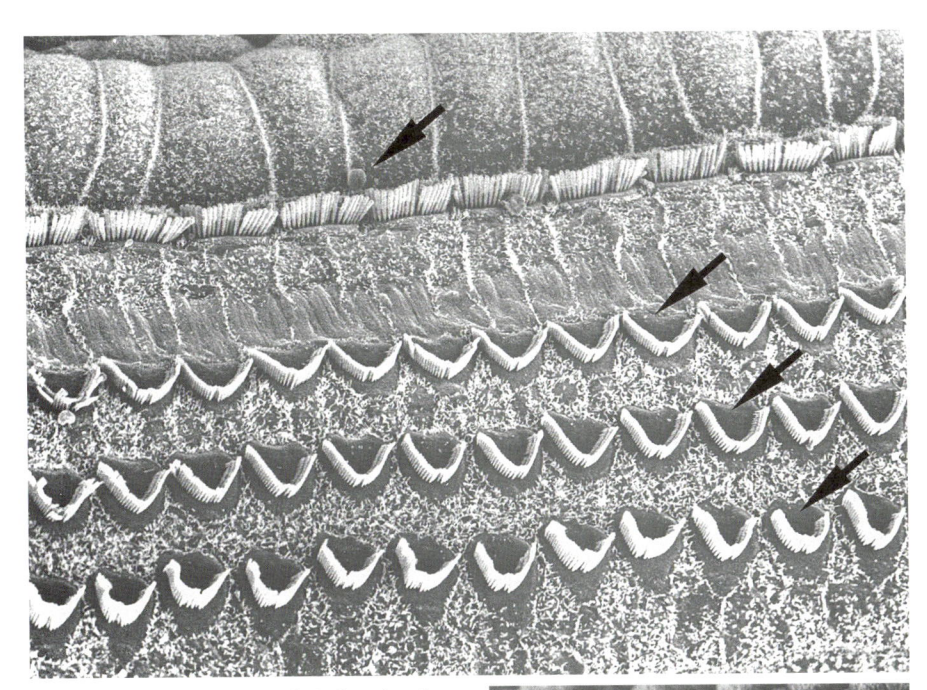

C: Intakte Haarzellen innen (Pfeil) und außen (drei Pfeile) ▲

D: Partiell geschädigte Haarzellen – innere Haarzellen intakt, äußere zum Teil geschädigt (Pfeile) ▶

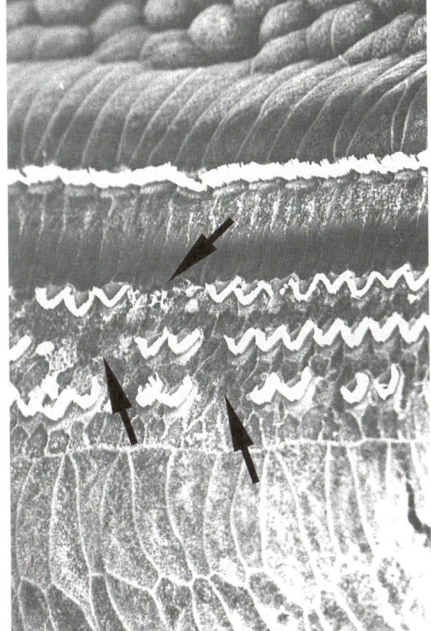

Die Bilder aus dem Innenohr wurden freundlicherweise zur Verfügung gestellt von Prof. Dr. G. Reiss, Medizinische Hochschule Hannover

nen machen. Aus diesem Grunde ist es auch verständlich, dass die TRT sich für die Behandlung der Hyperakusis ebenfalls hervorragend eignet. Hyperakusis und Tinnitus scheinen auf den ersten Blick völlig verschiedene Phänomene zu sein. Bei näherem Hinsehen jedoch zeigt sich, dass sie gemäß dem neurophysiologischen Modell nach Jastreboff auf ähnliche Weise erklärt werden können: als Folge einer übermäßig gesteigerten Verstärkungseigenschaft der zentralen Hörbahnanteile.

Die Diagnose

Die Zahl der möglichen physiologischen Ursachen, die einer speziellen Behandlung bedürfen, ist – wie im letzten Kapitel angedeutet – groß. Dementsprechend gründlich muss der Hals-Nasen-Ohren-Spezialist bei der Diagnostik vorgehen, um die medizinische Wertigkeit des Tinnitus festzustellen und den geeigneten therapeutischen Weg zu bestimmen. Man spricht von einer Stufen- beziehungsweise Ausschlussdiagnostik: Bevor ein subjektiver, ohne sonstige fassbare Erkrankungen des Hörsystems auftretender Tinnitus diagnostiziert werden kann, gilt es, alle möglichen bekannten medizinischen Ursachen auszuschließen. Die wichtigsten Diagnose-Instrumente sind im Folgenden kurz zusammengestellt.

Am Anfang steht in jedem Fall eine gründliche *Anamnese,* das heißt ein ausführliches Gespräch über Charakter, Dauer und Lautheit des Tinnitus, über den Grad der Belästigung, mögliche Ursachen und Begleiterscheinungen, wie Hörstörung oder Hyperakusis, sowie gegebenenfalls über bereits angewandte Medikamente und Therapien. Von Interesse für den Arzt sind unter anderem krankhafte Erscheinungen im Kopf- und Halsbereich, Kopfverletzungen, Einwirkungen von heftigem Schall und starkem Lärm oder auch Art und Charakter eines eventuellen Hörverlusts. Auch Herz-Kreislauf-Schäden (Bluthochdruck, Arteriosklerose usw.), Stoffwechselerkrankungen (Diabetes, zu hoher Blutfett- und Cholesterinspiegel u.ä.), Störungen im Hormonhaushalt, Hautveränderungen oder spezielle Erkrankungen, wie etwa Syphilis, müssen abgeklärt werden.

Die sogenannte Familien-Anamnese sucht nach Zusammenhängen zwischen Krankheiten, die in der Familie des Betroffenen aufgetreten sind, und seinem gegenwärtigen Krankheitsbild. Die soziale Anamnese beschäftigt sich mit den persönlichen, beruflichen und familiären Lebensbedingungen. Gerade bei Tinnitus-Betroffenen ist es wichtig, zu wissen, wie es um ihre »gesellschaftliche Stabilität« bestellt ist.

Unerlässlich für eine umfassende Tinnitus-Anamnese sind ehrliche Antworten zu Ernährung sowie zu Koffein-, Nikotin-, Alkohol- und Drogenkonsum.

Auch der Geräuschpegel im Arbeits- und Wohnumfeld ist zu untersuchen, nicht zuletzt unter dem Aspekt, wo der Tinnitus am meisten wahrgenommen wird. Dies ist gerade für die Entscheidung wichtig, ob und wo die Sanus-Noiser am besten getragen werden. Für Personen, die sich ständig in lauter Umgebung – beispielsweise am Arbeitsplatz – befinden, ist das Tragen von Sanus-Noisern generell wenig geeignet.

Im Rahmen der Anamnese wird vielfach bereits der *Fragebogen nach Goebel* eingesetzt. Mit diesem werden die psychische Belastung des Betroffenen durch den Tinnitus und die dadurch ausgelösten Folgeprobleme erfasst. Dieser vielfach erprobte Fragebogen hat sich auch bei der Überprüfung von Therapiefortschritten bestens bewährt.

Als Nächstes wird eine gründliche körperliche Begutachtung erfolgen. Dazu gehört eine genaue Untersuchung des Trommelfells mittels *Ohrspiegelung (Otoskopie)*. Aber auch den gesamten Hals-Nasen-Ohren-Raum wird der HNO-Facharzt in Augenschein nehmen. Ebenso wird er die Funktion der Halswirbelsäule sowie der Kiefergelenke überprüfen.

Um zu klären, ob ein objektiver oder ein subjektiver Tinnitus vorliegt, hört der Arzt den gesamten Schädel und den Hals sorgfältig mit dem *Stethoskop* ab. Besteht ein Verdacht auf objektiven Tinnitus, so werden gegebenenfalls aufwendigere Untersuchungen notwendig, wie beispielsweise Röntgen- oder Computer-Schichtaufnahmen. Dabei werden in einigen Fällen Fachärzte anderer Richtungen hinzugezogen.

Kann ein objektiver Tinnitus ausgeschlossen werden, wird sich der Arzt auf die nähere Definition und die Diagnose eines subjektiven Tinnitus konzentrieren. Im Zentrum der Diagnostik stehen verschiedene Hörprüfungen. Zuallererst wird das Gehör mithilfe von *Stimmgabeln* getestet, die unterschiedlich hohe Töne erzeugen. Dadurch lässt sich bereits eine Schädigung des Innenohrs von einer Schädigung des Mittelohrs unterscheiden.

Das anschließende *Tonaudiogramm* dient der Bestimmung des Hörspektrums. Oft zeigen sich bei Tinnitus-Betroffenen Höreinbußen, vor allem im höheren Tonbereich. Für die Ménière-Krankheit allerdings sind Höreinbußen im Tieftonbereich typisch.

Das *Hochtonaudiogramm* deckt gelegentlich überraschend auch unbemerkte Innenohrschäden bei Personen auf, die glauben, völlig normal zu hören. Gerade bei jungen Menschen lässt sich oft erst bei Frequenzen oberhalb 10 Kilohertz ein Hörverlust nachweisen, der auf eine zugrundeliegende Haarzellschädigung im Innenohr schließen lässt (Abb. 2 A und B auf der nächsten Seite).

Bei einer ganzen Anzahl von Tinnitus-Betroffenen, die nach dem konventionellen Tonaudiogramm als normalhörig zu beurteilen sind, kann unter Umständen bei genauer Untersuchung des Hochtonbereichs doch ein Haarzellschaden nachgewiesen werden.

Auch das *Sprachverstehen* wird getestet. Hierbei kann sich der Arzt einen Eindruck über das »soziale Gehör« verschaffen, über den Teil des Gehörs also, den man im Alltag zur Verständigung benötigt.

Ebenfalls wichtig ist die Bestimmung der individuellen *Unbehaglichkeitsschwelle* bei mindestens drei Frequenzen, nämlich bei 500, 2000 und 4000 Hertz. Bei vielen Tinnitus-Betroffenen ist sie erheblich herabgesetzt. Im Extremfall leiden sie unter Hyperakusis, einer Übersensibilisierung des Hörsystems. Da es insbesondere bei Hyperakusis-Betroffenen durch die Messung zur Auslösung oder Verschlimmerung eines Tinnitus kommen kann, muss hier immer abgewogen werden, ob die Messung der Unbehaglichkeitsschwelle unbedingt erforderlich ist.

Der Übersensibilisierung kann auch ein *Recruitment*, eine Verschiebung der Lautstärke-Lautheits-Relation, zugrunde liegen. Normalerweise kann das Innenohr sehr gut auch größere Lautstärken ausgleichen, ohne dass dabei das Verstehen des Gehörten leidet. Diese Fähigkeit ist gestört, wenn ein Recruitment vorliegt. Das Phänomen lässt sich durch eine spezielle Hörprüfung feststellen.

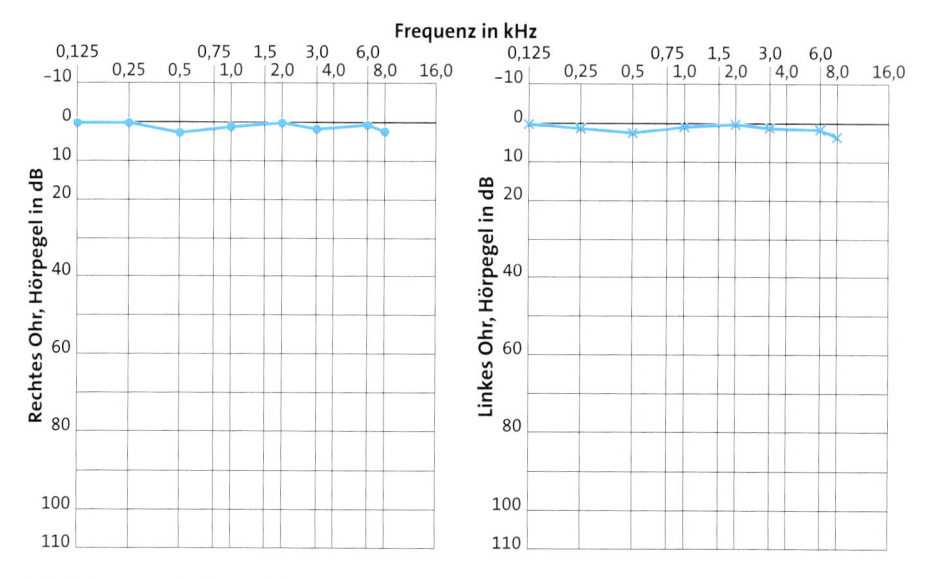

Abb. 2 A: Normales Tonaudiogramm –
es zeigt sich kein Hörverlust

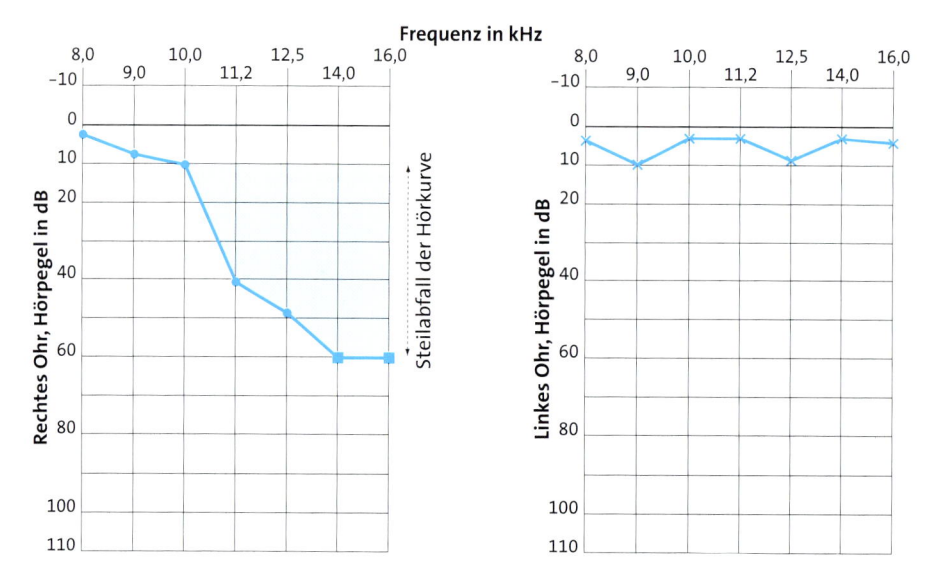

Abb. 2 B: Hochtonaudiogramm desselben Patienten –
nur im Hochtonaudiogramm ist ein Hörverlust auf dem rechten Ohr erkennbar

Die Funktion des Mittelohres wird mithilfe der *Tympanometrie/Impedanzmessung* überprüft. Dies geschieht mithilfe eines Messgerätes, das die Schwingungen des Trommelfells erfasst und indirekt Auskunft gibt über die Belüftung und Reaktionsfähigkeit des Mittelohres.

Einer der wesentlichen Fortschritte in den letzten Jahren war die Entdeckung der *otoakustischen Emissionen (OAE)* durch den Engländer Kemp.

Ausgangspunkt ist die Beobachtung, dass das menschliche Ohr nicht nur Töne empfangen, sondern auch aussenden kann. Die äußeren Haarzellen des Innenohres können sich nämlich aktiv verkürzen und zusammenziehen oder sich entspannen und verlängern. Es handelt sich bei diesen Zellen also um Elemente, die mit hoher Geschwindigkeit winzige Bewegungen aktiv auszuführen vermögen. Durch eine geschickte Messanordnung können diese Aktivitäten außen am Ohr als Schall registriert werden. Wenn Schallübertragungshindernisse im Mittel- und im äußeren Ohr ausgeschlossen sind, kann man auf diese Weise beurteilen, ob das Innenohr geschädigt ist.

Man unterscheidet hier zwischen spontanen otoakustischen Emissionen und solchen, die als Antwort auf eine äußere Anregung abgeleitet werden können. Skurrilerweise ist es auch möglich, dass spontane otoakustische Emissionen so laut und intensiv sind, dass sie vom Betroffenen subjektiv als Tinnitus wahrgenommen werden können. Derartige Fälle müssen aber als absolute Ausnahmen angesehen werden; bisher liegen nur wenige wissenschaftliche Erkenntnisse hierüber vor. Dennoch ist es unbedingt erforderlich, dass im Rahmen der Grunddiagnostik für die TRT bei jedem Tinnitus-Betroffenen diese sogenannten spontanen otoakustischen Emissionen gemessen werden.

Eine weitere Ausschlussuntersuchung ist die *Messung der Hirnstammpotentiale (BERA)*. Durch Nervenaktivität finden ständig winzige Umpolungen entlang der Nerven statt, die sich von außen messen lassen. Derartige Gehirnströme werden durch ein sogenanntes Elektro-Enzephalogramm (EEG) erfasst.

BERA (Brain-stem Evoked Response Audiometry) oder AEP (Akustisch Evozierte Potentiale) sind eine Sonderform des EEG. Mithilfe akustischer

Reize lassen sich Störungen der zentralen Hörbahn ermitteln, wie sie beispielsweise bei einem Tumor oder bei Multipler Sklerose auftreten. Gerade Akustikusneurinome lassen sich mithilfe dieser Untersuchung mit weit über neunzigprozentiger Sicherheit feststellen. Die Untersuchung ist völlig harmlos und schmerzfrei, ähnlich einem EKG.

Ein wesentlicher Teil der HNO-ärztlichen Untersuchungstätigkeit ist die *Tinnitus-Bestimmung*, also die nähere Eingrenzung und Beschreibung des Ohrgeräusches. Es wird ein sogenannter Tinnitus-Raster angelegt, in dem der Tinnitus hinsichtlich seiner Frequenz und seiner Stärke definiert wird. Dabei ist der Arzt auf die Mithilfe des Patienten angewiesen. Diesem werden verschiedene Töne und Geräusche angeboten, und er hat die Aufgabe, ein möglichst genau dem Tinnitus entsprechendes Ton-Geräusch-Signal herauszufinden. Dieses Verfahren wird Tinnitus-Matching (TM) genannt. Darüber hinaus untersucht man, ob Geräusche oder Töne, die dem Patienten von außen dargeboten werden, zu einem vorübergehenden Leiserwerden oder Verschwinden des eigentlichen Tinnitus führen können.

Messmethoden, bei denen der Diagnostiker auf die Mitwirkung des Patienten und dessen subjektive Empfindungen angewiesen ist, nennt man *psychoakustische Verfahren*. Hierzu gehören das Tonaudiogramm, das Tinnitus-Matching, die Feststellung der Unbehaglichkeitsschwelle und anderes. Im Gegensatz dazu werden für die Messung der AEP, der OAE oder der Stapediusreflexe keine Angaben des Patienten benötigt. Diese Messungen werden daher *objektive Verfahren* genannt.

Es ist demnach im Prinzip möglich, dass ein Tinnitus simuliert oder aggraviert (übertrieben geschildert) wird. Da derartige Fälle aber in der Tinnitus-Sprechstunde äußerst selten vorkommen und insbesondere nicht zum Problemkreis der Leser dieses Buches gehören dürften, sollen sie hier nicht weiter betrachtet werden.

Mithilfe all dieser Untersuchungen kann ein Tinnitus beschrieben sowie nach Ursache und Form genauer kategorisiert werden. Erst auf dieser Grundlage ist eine erfolgversprechende Therapie möglich.

Therapieansätze

Von großer Bedeutung für die Behandlungsmethode ist die Unterscheidung nach der Dauer der Störung:

- Der *akute Tinnitus* ist frisch aufgetreten oder besteht nicht länger als etwa drei Monate.
- Der *chronische Tinnitus* hält seit längerem an oder kommt hartnäckig immer wieder.

Therapieansätze bei akutem Tinnitus

Ein akut einsetzendes Ohrgeräusch ist ebenso wie eine akute Hörminderung als HNO-ärztlicher Notfall anzusehen, der möglichst rasch behandelt werden muss. Wenn ein Ohrgeräusch aufgetreten ist, ob spontan, durch besondere Ereignisse oder durch Lärmeinwirkung, ist zunächst das Gespräch mit dem HNO-Facharzt zu suchen. Bereits kurz nach Auftreten des Geräusches sollte der Betroffene seine Aufmerksamkeit so wenig wie möglich darauf konzentrieren und sein Gehör durch andere akustische Signale ablenken, etwa durch leise Hintergrundmusik tagsüber oder einen tickenden Wecker nachts.

In manchen Fällen kann ein Tinnitus auch ein Hilferuf des Körpers sein, wenn zum Beispiel Arbeit, Sorgen und Streß zu viel geworden sind. Wirksamer als eine medikamentöse Versorgung ist es oft, etwas mehr Rücksicht auf sich selbst zu nehmen:

- Überdenken Sie Ihre Lebenssituation! Gibt es Stressfaktoren, die sich reduzieren lassen?
- Achten Sie auf gesunden Schlaf (»Schlafhygiene«)!
- Bewegen Sie sich regelmäßig in der frischen Luft, um die Sauerstoffversorgung zu aktivieren!
- Meiden Sie Stille!

Meiden Sie Stille!

Neben diesen begleitenden Maßnahmen, die Sie selbst in Angriff nehmen können, gibt es verschiedene medikamentöse Behandlungsmöglichkeiten, die in den ersten zwei bis drei Wochen angezeigt sind. Da man davon ausgeht, dass akute Ohrgeräusche Folge einer Durchblutungsstörung im Innenohr sein können, ist das Ziel sämtlicher Behandlungsmaßnahmen im akuten Zustand die Beseitigung des Sauerstoffmangels. Folgende Ansätze sind gebräuchlich beziehungsweise in Erprobung und Diskussion:

Durch bestimmte Mittel soll die *Fließeigenschaft des Blutes verbessert* werden. Substanzen, die die Beweglichkeit der roten Blutkörperchen fördern, werden als Infusion verabreicht. Da diese Substanzen Allergien auslösen können, sind sie umstritten.

Um allgemein Durchblutungsstörungen zu bekämpfen, wurde eine ganze Reihe von Mitteln entwickelt, welche die *Blutgefäße erweitern* sollen. Ob diese Mittel am Innenohr ausreichend wirken, ist bislang nicht erwiesen. Auch sie werden in der Tinnitus-Akutphase als Infusion gegeben.

In Wien und Hannover experimentiert man mit dem Neurotransmitter *Glutamat,* einer Substanz, die an der Signalübertragung der Nervenzellen beteiligt ist, und mit deren Gegenmitteln. Auch mit *Calcium* und dessen *Antagonisten* laufen Versuche. Ein großer Durchbruch ist beiden Therapieansätzen jedoch noch nicht gelungen.

Umstritten ist in Deutschland auch noch die *hyperbare Sauerstofftherapie.* Diese beruht auf der Feststellung, dass unter erhöhtem Druck der Sauerstoffgehalt des Blutes auf physikalischem Weg gesteigert werden kann. Diesen Effekt macht man sich mithilfe einer Druckkammer zunutze. Der Patient wird in dieser Kammer einem erhöhten Umgebungsdruck ausge-

Therapieansätze

setzt und atmet unter ganz genau vorgeschriebenen Bedingungen reinen Sauerstoff ein.

Die Beurteilung der einzelnen Therapiemöglichkeiten wird vor allem dadurch erschwert, dass es dem Körper in etwa sechzig Prozent aller Fälle selbst gelingt, akute Funktionsstörungen des Innenohrs zu heilen. Da dies individuell aber vorher nicht absehbar ist, wird zur Sicherheit immer eine Infusionstherapie empfohlen.

Therapieansätze bei chronischem Tinnitus

Gehört der Betroffene nicht zu den Glücklichen, deren Ohrgeräusche nach kurzer Zeit wieder aufhören, wird der Arzt mit der ausführlichen interdisziplinären Diagnostik des chronischen Tinnitus beginnen (siehe hierzu Seite 41ff).

Führt diese zu keinem greifbaren Ergebnis, kommt für den Betroffenen der Moment der Wahrheit: Es liegt ein chronischer Tinnitus ohne genau feststellbare organische Ursachen vor. Ein unangenehmer Begleiter hat sich eingenistet, quälend wie ein Stachel, der auf unbestimmte Zeit im Kopf bleiben wird. Hoffnungslosigkeit und Empörung über die Grenzen der modernen Medizin sind zumeist die ersten Reaktionen.

> **Es gibt eine aussichtsreiche Behandlung auch des chronischen komplexen Tinnitus: die TRT**

Nach der Phase des ersten Entsetzens sollte sich der Betroffene fragen: Wie sehr stört mich der Tinnitus? Ist das soziale und berufliche Leben nachhaltig beeinträchtigt, empfiehlt sich folgendes Vorgehen:

- Suchen Sie nach einem Arzt, dem Sie vertrauen, der auf Sie eingeht und der spezielle Erfahrung mit Tinnitus-Patienten hat.

- Nehmen Sie Kontakt mit einer Tinnitus-Selbsthilfeorganisation auf (Adressen auf Seite 205f).
- Da bei Tinnitus zumeist ein multifaktorieller Ursachenkomplex vorliegt, ist es sinnvoll, außer medizinischen auch psychohygienische Therapieansätze mit einzubeziehen.

In dem – verständlichen – brennenden Verlangen nach Abhilfe sollten Sie nicht mit einem verzweifelten »Therapie-Hopping« beginnen. Angebote gibt es zur Genüge. Jeder Tinnitus-Betroffene hat im Durchschnitt 10,1 Therapien ausprobiert, wie die Auswertung von Fragebögen der Deutschen Tinnitus-Liga ergab. Darin wurde auch nach der subjektiven Beurteilung des Therapieerfolgs gefragt. Die besten Noten erhielten in diesem Zusammenhang Methoden wie Tai Chi Chuan, Stressabbau, Positives Denken, Meditation, Klangtherapie, Yoga, Muskelrelaxation nach Jacobson sowie das Aufstellen eines Zimmerspringbrunnens und anderes mehr – interessanterweise alles Elemente, die in der TRT integriert sind. Auffallend ist, dass gerade die Tinnitus-Therapien, die am häufigsten eingesetzt wurden (ambulante und stationäre Infusionstherapie), nur bei knapp einem Viertel der Patienten die Beschwerden lindern konnten.

Mit einer Erfolgsquote von bis zu siebzig Prozent bereits innerhalb der ersten sechs Monate stellt die neue *Tinnitus-Retraining-Therapie (TRT)* mit ihrem multidimensionalen Ansatz eine ernstzunehmende Alternative dar für alle, die chronisch an Tinnitus und/oder Hyperakusis leiden. Die TRT integriert verschiedene bereits erprobte Ansätze in modifizierter Form. Auch in der Fachwelt gilt die TRT als unumstrittener Hoffnungsträger für die Zukunft.

So ist im Nachwort zu dem Buch »Leben mit Tinnitus« des renommierten Tinnitus-Forschers und -Therapeuten Richard Hallam zu lesen: »Die Habituationsmethode (TRT) besitzt den Vorteil, dass sie unabhängig von der Tinnitus-Ursache wirksam sein kann, denn sie zielt darauf ab, die emotionalen Reaktionen auf den Tinnitus langsam abzuschwächen und die Wahrnehmung des Tinnitus im Limbischen System zu blockieren. Das Limbische

System unseres Gehirns verarbeitet die aus dem Körperinneren und die von der Umwelt aufgenommenen Signale und beantwortet sie mit entsprechenden Steuerungsreaktionen.«[1]

Auch in der Tinnitus-Klinik in Arolsen arbeitet man in dieser Richtung, wie Gerhard Hesse und Werner Eschler in »Tinnitus: Leiden und Chance« schreiben: »Deshalb konzentriert sich ein wesentlicher Teil des Therapieansatzes unserer Klinik auf die Beeinflussung der Wahrnehmung von Geräuschen, auf die Hörverarbeitung. Wir haben in den letzten Jahren, unter dem Eindruck der neueren, vor allem amerikanischen Forschung, ein Habituations- und Wahrnehmungstraining entwickelt, das Patienten befähigen soll, aus der erlebten Ohnmacht wieder zu einer aktiven Wahrnehmung zu kommen.«[2]

Ein weiterer Verfechter der Tinnitus-Retraining-Therapie ist Eberhard Biesinger, Tinnitus-Spezialist aus Traunstein: »Das Konzept besticht durch eine klare Strategie der Behandlungsmaßnahmen und der damit verbundenen Perspektiven für Patienten.«[3]

Und auch in »Tinnitus-Hilfe« von Bernhard Kellerhals und Regula Zogg wird auf ein dreigleisiges Rehabilitationsprogramm im Sinne einer TRT verwiesen.[4]

---

[1] Richard Hallam, Leben mit Tinnitus, Reinbek bei Hamburg 1996.
[2] Gerhard Hesse / Werner Eschler, Tinnitus: Leiden und Chance, München 1997.
[3] HNO-Nachrichten 26/1996, Heft 6.
[4] Bernhard Kellerhals / Regula Zogg, Tinnitus-Hilfe, Freiburg und Basel 2. Aufl. 1997.

Wie funktioniert die Tinnitus-Retraining-Therapie (TRT)?

Das Tinnitus-Modell nach Jastreboff

Grundeigenschaften der zentralen Hörbahn

Watzlawick hat in seinem Buch »Anleitung zum Unglücklichsein« sehr anschaulich beschrieben, wie auch ein gesunder Mensch sich durch Konzentrationsübungen einen Tinnitus antrainieren kann: »... Gehen Sie in einen möglichst stillen Raum und stellen Sie fest, dass Sie plötzlich ein Summen, Surren, leichtes Pfeifen oder einen ähnlichen, gleichbleibenden Ton in Ihren Ohren hören können. Unter normalen Alltagsbedingungen ist der Ton zwar durch die Umweltgeräusche überdeckt; mit entsprechender Hingabe dürften Sie es aber fertigbringen, den Ton immer häufiger und lauter wahrzunehmen. Gehen Sie schließlich zum Arzt ...«[1]

Ebenfalls in diese Richtung weist ein Experiment, bei dem gesunde Probanden in eine »Camera silenta«, einen schallschluckenden und schalldichten Raum, gesetzt wurden. Die Personen wurden gebeten, ihre Hörempfindungen in dieser vollkommenen Stille festzuhalten. Alle Probanden gaben an, Ohrgeräusche zu hören, wie man sie sonst von Tinnitus-Patienten geschildert bekommt. Ähnliches erlebt jeder Mensch, wenn er mit vollkommener Stille konfrontiert wird, sei es in den Bergen oder beim plötzlichen Aufwachen in der Nacht. Man bezeichnet dies als »Grund-Tinnitus«, die generelle Tinnitus-Bereitschaft unseres Hörsystems.

Diese Grundeigenschaft des Hörsystems beim Menschen kann darauf zurückgeführt werden, dass schon ohne äußere Beschallung eine relativ hohe Spontanaktivität in den Hörnerven-Fasern vorliegt. Normalerweise wird diese »statistisch unkorrelierte« (»unbestimmte«, »zufällige«) Grundaktivität der peripheren Nerven vom Organismus aber als völlige »Stille« empfunden und als »absolute Ruhe« interpretiert, denn äußere Reize fehlen. Erst wenn Hörnerven-Aktivitäten »korreliert« auftreten, also nicht »zufällig« oder »unbestimmt« sind, kann die Empfindung von Tönen, Klängen oder Geräuschen entstehen.

Diese Überlegung ist für das Verständnis der Funktion des Sanus-Noisers wichtig (siehe hierzu im einzelnen Seite 83ff). Denn nach dieser Vorstellung bedeutet ja das Einspeisen von »statistisch unkorreliertem« Rauschen in das Hörsystem nichts anderes, als dass »Ruhe« hineingebracht wird! Etwas überspitzt formuliert: Durch »Verrauschen« der peripheren Nervenaktivitäten mithilfe des Sanus-Noisers wird es »stiller« im Hörsystem.

Verbindungen der Hörbahn zu anderen Teilen des Zentralnervensystems

Ebenfalls sehr bedeutsam für das neurophysiologische Modell nach Jastreboff, das der TRT zugrunde liegt, ist die Tatsache, dass die Nervenzellen der verschiedenen Schaltstationen der Hörbahn bis hinauf zur Hirnrinde, wo wahrscheinlich die bewusste Wahrnehmung von Tinnitus stattfindet, sowohl mit den Zellen der Gegenseite als auch mit anderen Teilen des Zentralnervensystems intensiv vernetzt und wechselseitig verknüpft sind. Es bestehen zahlreiche Wechselverbindungen zwischen der rechten und der linken Seite des Systems, und zwar auf der unteren und den ganz oberen Ebenen der Hörbahn. Darüber hinaus liegen aber auch Nervenverbindungen zwischen der Hörbahn und einem anderen Teil des Zentralnervensystems, der sogenannten Formatio reticularis, vor.

Die *Formatio reticularis* hat die Funktion, den Schlaf-Wach-Rhythmus des Organismus zu steuern. Zahlreiche Experimente mit Tieren und auch Beobachtungen an hirngeschädigten oder hirnerkrankten Menschen weisen darauf hin, dass die Formatio reticularis auch für die Lenkung der Aufmerksamkeit verantwortlich ist. Der Mensch kann seine Aufmerksamkeit zu *einem* Zeitpunkt nur auf *eine* Wahrnehmung beziehungsweise *einen* Gedanken oder *eine* Tätigkeit lenken. Wie mit einem Scheinwerfer wird nur ein kleiner, begrenzter Teil der Wirklichkeit in den hellen Lichtkegel der Aufmerksamkeit getaucht; der überwiegende Teil bleibt im Dunkeln oder Halbschatten außerhalb des Lichtkegels der Aufmerksamkeit.

Diese für den Menschen so wichtige Funktion der Formatio reticularis kann man sich am Beispiel des Autofahrens verdeutlichen: Jeder Führerscheininhaber weiß, dass er als Anfänger von der Vielzahl der gleichzeitig zu registrierenden Signale und auszuübenden Handlungen geradezu überwältigt wurde. Die Formatio reticularis lässt nämlich jeweils nur einer einzigen Aufgabe die volle Konzentration zuteil werden. Erst nach und nach können die zahlreichen Aufgaben – Knöpfe und Hebel bedienen, Verkehrszeichen erkennen, die Verkehrssituation und das Verhalten anderer beurteilen usw. – »halbautomatisch« erledigt werden. Der Geübte beherrscht schließlich das Autofahren »wie im Schlaf«, das heißt, bei ihm läuft der größte Teil der Aufgabenbewältigung außerhalb der bewussten, konzentrierten Aufmerksamkeit ab. Nur Neuem, Wichtigem, Unvorhergesehenem wird dann mithilfe der Formatio reticularis die volle Aufmerksamkeit zugewendet.

Von ähnlicher Bedeutung für das Verständnis des Tinnitus-Modells nach Jastreboff ist die intensive Verknüpfung der Hörbahn mit einer weiteren Struktur des Zentralnervensystems, nämlich dem *Limbischen System*. Dieses ist verantwortlich für die Wertung eingehender Reize. Ob ein Klang nun angenehm oder grässlich, harmonisch oder dissonant, lieblich oder bedrohlich erscheint, hängt vom Einfluss des Limbischen Systems ab. Das gilt für alle Sinne: Auge, Ohr, Tastsinn usw. Die rein physikalischen Eigenschaften eines Reizes, wie Stärke, Dauer, Tonhöhe oder Farbe, sind für den Organismus eigentlich wertfrei, neutral. Erst durch die Verknüpfung der Sinne mit dem Limbischen System wirkt das Süße angenehm, das Schrille abstoßend.

Wichtig ist in diesem Zusammenhang, dass im Limbischen System die Lernerfahrung vieler Jahre repräsentiert ist. Bei jedem neuen Reiz wird diese Erfahrung in der Wertung des Organismus aktuell zum Ausdruck gebracht.

Wir kennen alle aus dem Alltagsleben Fälle wie den, dass jemand die Bratkartoffeln lobt, obwohl sie bei neutraler Betrachtung ein wenig verbrannt schmecken – entscheidend für den zufriedenen Esser ist eben nur: »Sie schmecken wie früher bei Muttern.« Ähnlich verhält es sich mit dem Schreien eines Babys: Für die jungen Eltern kann wie Musik klingen, was Außenstehende völlig nervt.

Zusammenfassend kann gemäß dem Modell nach Jastreboff gesagt werden, dass für die Erklärung, warum der chronische Tinnitus eine so schwere Erkrankung ist, Verbindungen der Hörbahn mit der Formatio reticularis einerseits und mit dem Limbischen System andererseits von ausschlaggebender Bedeutung sind (Abb. 3).

Eine weitere prinzipielle Eigenschaft der zentralen Nervennetze in der Hörbahn und in anderen Sinneskanälen ist die sogenannte *laterale Hemmung*. Hierunter versteht man die Tatsache, dass Nervenzellen Erregungen zwar vorwärts weiterleiten, zu den Seiten hin jedoch hemmende Wirkung auf die Nachbarzellen ausüben. Dies hat normalerweise eine Kontrastverschärfung des jeweils Wahrgenommenen zur Folge. Werden nämlich im Bereich des Signaleingangs verschiedene starke und schwache Signale auf die Kanäle verteilt, so kommen am Signalausgang nur die stärksten Signale kontrastverschärft heraus. Die schwachen Signale werden von den stärkeren Nervenaktivitäten im Verlauf der Verarbeitung seitlich »weggehemmt«.

Normalerweise herrscht innerhalb der zentralen Nervennetze ein gut ausbalanciertes Wechselspiel zwischen Erregung und Hemmung. Um die Signalerkennung und -verarbeitung zu optimieren, wird vom Zentralnervensystem allerdings ein labiles Gleichgewicht zwischen Erregung und Hemmung aufrechterhalten.

Das Tinnitus-Modell nach Jastreboff

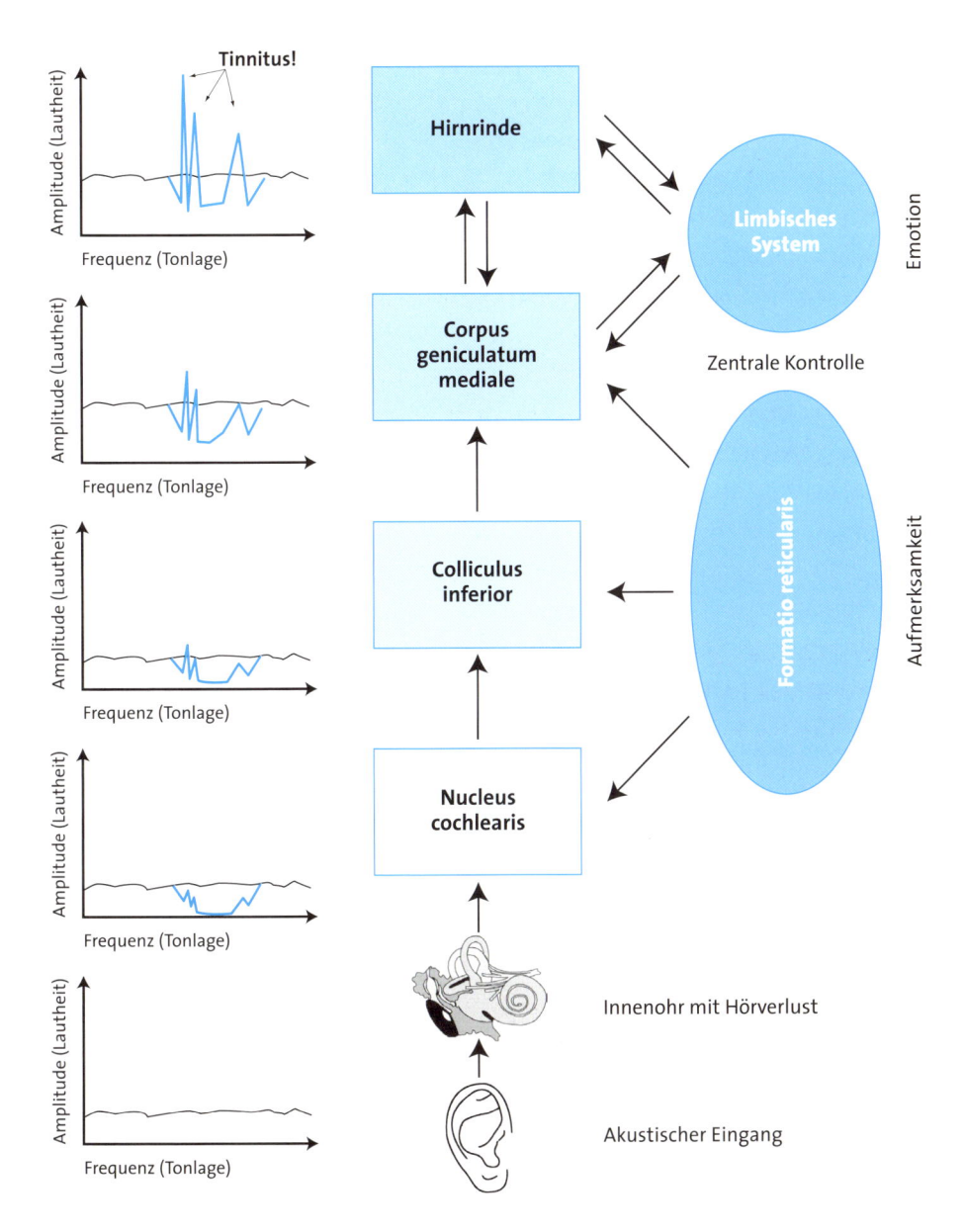

Abb. 3: So entsteht ein Tinnitus. Einige Schaltstellen der zentralen Hörbahn (Nucleus cochlearis, Colliculus inferior, Corpus geniculatum mediale) und ihre Verbindungen zur Formatio reticularis und zum Limbischen System

Abbildung freundlicherweise zur Verfügung gestellt von Prof. Dr. G. Langner, TH Darmstadt

Tinnitus als Fehlschaltung der normalen Hörbahn

Bei dem der TRT zugrundeliegenden Modell des Tinnitus geht man davon aus, dass eine beliebige kleine Einwirkung von außen dieses delikate Gleichgewicht zu stören vermag. In den Nervennetzen kann es dann zu positiven (aktivierenden, verstärkenden) Rückkoppelungen kommen, so dass sich ringförmige neuronale Erregungsmuster völlig unabhängig von äußeren Reizen aufbauen und stabilisieren können.

Es ist auch bekannt, dass von Reizeinflüssen getrennte (»deafferentierte«) Nervenzellen spontan in rhythmische Entladungsmuster fallen können. Auf das akustische System bezogen, bedeutet dies, dass Nervenzellen der peripheren Hörbahn, denen ein Teil der normalerweise vorhandenen Eingangsaktivität durch eine wie auch immer geartete Störung weggenommen wird, unter Umständen von sich aus rhythmische, »korrelierte« Entladungen abgeben können. Diese werden dann auf der Ebene der Wahrnehmung unter Umständen als Schallsignal, als Tinnitus, empfunden. Die zentralen Anteile der Nervennetze des Hörsystems können diese Rhythmen dann regelrecht »einstudieren« und »lernen«. Auf diese Weise ist es vorstellbar, dass sich der Tinnitus entlang der gesamten Hörbahn einschwingt. Ein Entfernen oder Beheben der ursprünglichen Störungsquelle hätte dann keine heilende Wirkung mehr. Dafür spricht auch, dass eine Hörnervdurchtrennung in den meisten Fällen den Tinnitus nicht beseitigen kann.

Ein weiteres Grundprinzip im Zusammenhang mit einem komplexen Tinnitus ist die sogenannte *Homöostase*. Darunter versteht man das Bestreben eines Organismus, trotz einer Störung von außen möglichst unverändert gleiche Leistung abzugeben. Dieses generelle Prinzip gilt auch im Bereich der akustischen Wahrnehmung. Wie anfangs gezeigt, kann durch bestimmte Medikamente oder Erkrankungen sowie durch ein Schalltrauma ein Teil der Sinneszellen und damit auch deren Aktivität ausfallen. Die nachfolgenden Nervenzellen im unteren Teil der Hörbahn versuchen in diesem Fall nach dem Prinzip der Homöostase, diesen Signalverlust durch eine erhöhte Verstärkungsleistung wieder wettzumachen. Auf diese Weise kann das ganze zentrale Hörsystem übersensibilisiert, instabil und unter Umständen funktionsuntüchtig werden.

Ein praktischer Vergleich aus dem Alltag kann diese Erscheinung gut illustrieren. Jeder kennt das Pfeifen von Verstärkeranlagen, das entstehen kann, wenn ein Mikrofon sich in der Nähe eines Lautsprechers befindet und die Lautstärke hoch ist. Bei sehr hoher Verstärkungsleistung ist dann gar keine Tonquelle mehr erforderlich, damit es zu diesem sogenannten Rückkoppelungspfeifen kommt. Dieses Pfeifen könnte man – im übertragenen Sinne – als den »Tinnitus der Elektroakustik« bezeichnen. Tinnitus beim Menschen und Rückkoppelungspfeifen lassen sich demnach auf die gleiche Weise erklären: als Folge einer »Überdrehung« eines an sich funktionstüchtigen Schallaufnahme- und -verstärkungssystems. Interessanterweise ergibt sich hieraus neben einer Erklärung für den Tinnitus auch eine Erklärung für ein zunächst scheinbar ganz anderes Phänomen: die Hyperakusis.

Das Kernproblem beim Tinnitus: Die falsche Einstellung (Verschaltung) der an sich gesunden Hörbahn

Eine Hyperakusis liegt vor, wenn bereits solche Geräusche als unangenehm oder sogar unerträglich laut und schmerzhaft empfunden werden, die für ein gesundes Gehör absolut unauffällig sind. Dieses Phänomen kann, wie gesagt, seine Ursache darin haben, dass zu geringe Signale in das Hörsystem gelangen. Denn nach dem Prinzip der Homöostase regelt dann das Hörsystem seine Empfindlichkeit und seine Verstärkungsleistung höher und höher, was zu der beobachteten Veränderung der Unbehaglichkeitsschwelle und schließlich zur Hyperakusis führen kann. Verschlimmert wird der Zustand noch, wenn der Betroffene in Unkenntnis der Zusammenhänge jeglichem Geräusch aus dem Weg gehen will. Viele wenden sogar Hörschutzmaßnahmen an und benutzen Ohrstöpsel, um möglichst alle Schalleindrücke auszuschließen. Die Hyperakusis wird dadurch jedoch nicht behoben, sondern ständig verschlimmert! Die Devise muss also bei Hyperakusis ebenso wie bei Tinnitus heißen: Vermeiden Sie die absolute Stille!

Meiden Sie Stille! Diese Vorstellungen konnten auch in Tierexperimenten untermauert und belegt werden. Im zoologischen Institut der Universität Darmstadt haben Professor Langner und seine Arbeitsgruppe bei Tieren durch Gabe von hohen Dosen an Medikamenten Tinnitus hervorgerufen. Anschließend wurden mit radioaktiven Substanzen die Teile des Zentralnervensystems markiert, die unter diesen Bedingungen stärkere Aktivitäten aufwiesen als ohne tinnitusauslösende Medikamente. Dabei stellte sich heraus, dass nicht der Hörnerv erhöhte Aktivität zeigte, sondern diejenigen Hirnstrukturen der Tiere, die dem Limbischen System und der Formatio reticularis entsprechen.

Der Tinnitus-Teufelskreis

Für das Verständnis des Tinnitus nach diesem Modell ist nicht zuletzt die Verknüpfung der Hörbahn mit dem Limbischen System, der wertenden Instanz im Zentralnervensystem, entscheidend. Akustische Signale werden von unserem Bewusstsein nicht allein über ihre physikalischen Eigenschaften wahrgenommen, sondern sie erfahren darüber hinaus auch eine Wertung. Wie bei den anderen Sinneswahrnehmungen werden den eingehenden Signalen Qualitäten zugeordnet, etwa »angenehm«/»unangenehm«, »wichtig«/»unwichtig«, »gefährlich«/»ungefährlich«, »lustvoll«/»schmerzhaft« und anderes mehr. Dies ist für das Überleben des Menschen von großer Bedeutung, denn mehr als neunzig Prozent aller Sinnesinformationen müssen vom Bewusstseinshorizont ferngehalten werden. Würden wir alles ungefiltert auf uns einstürmen lassen, so würden wir in einer unstrukturierten Informationsflut versinken und könnten keine geordneten Entscheidungen treffen und nicht sinnvoll handeln.

Dieses Phänomen, nämlich dass die gleichen äußeren Reize – je nachdem wo und in welchem Zusammenhang sie auftreten – völlig unterschiedliche Bedeutung haben können, kann jeder im Alltag an sich selbst wahrnehmen.

Nehmen Sie zum Beispiel an, Sie sehen einen Film über Kalifornien und das Leben der dortigen Klapperschlangen. Das Rasselgeräusch, während Sie den Film sehen, würde Sie weitgehend kaltlassen; das gleiche Rasselgeräusch während eines Campingurlaubs in Kalifornien, aus unmittelbarer Nähe Ihres Schlafsackes vernommen, würde Sie sehr wohl beunruhigen.

Oder das knisternde Geräusch eines Holzfeuers – wenn es aus dem offenen Kamin in einem gemütlichen Wohnzimmer kommt, nehmen Sie es ganz anders zur Kenntnis, als wenn es sich aus dem Unterholz im Wald breitmacht. Und ob die Turbinen eines Flugzeuges nach dem Ausrollen auf der Landebahn ihr heulendes Abstellgeräusch von sich geben oder während des Fluges in großer Höhe, dürfte doch auch sehr unterschiedliche Gefühle wecken.

Die Liste der Beispiele ließe sich beliebig verlängern und auch auf andere Sinne übertragen. Daraus lässt sich jedenfalls für unser Thema schließen, dass akustische Eigenschaften eines Geräusches, wie seine Lautstärke, seine Tonlage oder seine Dauer, *allein* belanglos sind. Erst die dem Reiz durch das Limbische System zugeordnete Wertung macht daraus, was wir wirklich empfinden.

Und hier liegt nach Jastreboff auch die Erklärung dafür, dass für manche Betroffene der Tinnitus eine so bedrohliche und existentiell zerstörerische Wirkung entfalten kann. Die Wertungsinstanz hat der eigentlich kleinen Störung im auditorischen System fälschlicherweise eine absolut höchste Stufe an Wichtigkeit und Gefährlichkeit zugeordnet. Der Tinnitus ist unberechtigterweise mit massiven negativen Bewertungen belegt. Er dominiert und drängt alle übrigen Empfindungen in den Hintergrund. Dies wiederum führt zu vegetativen Reaktionen wie Schlafstörungen, Nervosität, Ratlosigkeit, Verzweiflung, Panik usw. Die vegetativen Reaktionen ihrerseits können dann wiederum die negative Wertung verstärken, so dass sich alle Komponenten gegenseitig steigern, sich aufschaukeln. Man könnte davon sprechen, dass alle Komponenten, die sich wechselseitig verstärken, eine Art Teufelskreis bilden.

Geradezu ohnmächtig ist der Betroffene diesen Einflüssen ausgesetzt. Die unheilvolle Fehlschaltung zwischen Hörsystem und Limbischem System findet nämlich unterhalb der Bewusstseinsebene statt. Diese negative Koppelung ist daher dem Willen nicht einfach zugänglich. Ähnlich wie bei anderen derartigen Reflexen ist der Betroffene nicht imstande, durch bewusste Entscheidungen und Handlungen einzugreifen. Besonders verhängnisvoll ist der oft gehörte Rat: »Gehen Sie nach Hause, und versuchen Sie, mit dem Tinnitus fertigzuwerden!« Eine solche Aufforderung bewirkt nicht selten das Gegenteil des Gewünschten und wird von Jastreboff als »negatives Counselling« bezeichnet.

Zur Illustration eine vergleichbare Aufforderung aus dem Alltag: Stellen Sie sich vor, Sie lassen sich den ausgepressten Saft einer frischen Zitrone genüsslich in den Mund laufen – aber bitte verhindern Sie dabei, dass es Ihnen den Mund zusammenzieht und Ihnen darin das Wasser zusammenläuft!

Oder ein Beispiel aus dem Bereich das Hörens, das Jastreboff oft anführt: Stellen Sie sich vor, in einer Situation, in der Sie dies nicht erwarten, wird plötzlich Ihr voller Name genannt – Sie werden sich und Ihre Aufmerksamkeit dieser Stimme zuwenden, ob Sie es nun wollen oder nicht! Diese Beispiele sollen deutlich machen, dass Willensstärke und Selbstbeherrschung eine im Unterbewusstsein ablaufende Reaktionskette nicht einfach unterbrechen können.

Der Tinnitus ist somit oft zu einer bedrohlichen, monströsen Erscheinung geworden, welche die Erlebniswelt des Betroffenen völlig beherrscht. Die fälschlich gemeldete Bedrohlichkeit und die im Unterbewusstsein zugeordnete negative Wertigkeit des Tinnitus veranlassen den Organismus dann zu einer weiteren Fehlreaktion.

Ebenfalls im Unterbewusstsein – über eine andere Hirnstruktur, die bereits erwähnte Formatio reticularis – wird die ungeteilte Aufmerksamkeit auf diesen vermeintlich bedrohlichen Gegner gelenkt. Ohne dass es die betroffene Person mit Einsicht und Willen ändern könnte, muss sie sich ständig mit diesem Phantomgeräusch als einer Störung höchster Priorität beschäftigen, die der Organismus eigentlich loswerden will.

Da der Tinnitus aber mittlerweile fest in der Hörbahn verankert ist, beißt sich die Katze sozusagen in den Schwanz. Das Gegenteil des erstrebten Ziels wird erreicht. Der Organismus wird den Tinnitus nämlich nicht los, sondern beschäftigt sich permanent mit ihm als einer Angelegenheit von höchster Dringlichkeit.

Keiner Willensanstrengung kann es gelingen, die im Bereich der subkortikalen unbewussten Strukturen entstandene unglückselige Verkettung zu lösen. Im Gegenteil: Derartige Anstrengungen rauben noch Kraft und verschlimmern den Zustand. Oft folgen Hoffnungslosigkeit, Resignation und der Rückzug nach innen.

Habituation – der Weg aus dem Tinnitus-Teufelskreis

Der therapeutische Ansatz, der aus diesen Vorstellungen resultiert, ist die Desensibilisierung der zentralen Hörbahn gegenüber dem Ohrgeräusch. Das akustische System muss also von seiner am Tinnitus ausgerichteten Wahrnehmung allmählich wieder zurücktrainiert werden. Es gilt zudem, die gedankliche Fixierung des Betroffenen auf seinen Tinnitus zu durchbrechen.

Die TRT ist eine erfolgversprechende Behandlung, keine Heilung

Die TRT verfolgt das Ziel, den Tinnitus auf dem Wege der Habituation unschädlich zu machen. Eine »Heilung« in der Weise, dass der Tinnitus völlig verschwindet, wird nicht erwartet. Vielmehr ist das Ziel, den Tinnitus von einer zerstörerischen, bedrohlichen Phantomwahrnehmung in eine belanglose Nebensache umzuwandeln; Ziel ist, den Teufelskreis in einen »Engelskreis« umzugestalten (Abb. 4 auf der nächsten Seite).

Dabei ist zu bemerken, dass etwa achtzig Prozent der Menschen, die auf Befragen angeben, einen Tinnitus zu haben, *nicht* unter diesem leiden. Manche Betroffene berichten sogar, dass ihr Tinnitus recht laut sei, so als ob etwa ein Müllwagen dauernd in der Nähe sei, aber er störe sie nicht.

Andere Betroffene aus der Gruppe derjenigen, die stark unter ihrem Tinnitus leiden, geben hingegen an, dass er eigentlich sehr leise sei, zum Beispiel wie das Zischeln einer Schlange oder einer Zündschnur. Auch wenn der Tinnitus sehr leise ist, kann er also für den Betroffenen äußerst peinigend sein.

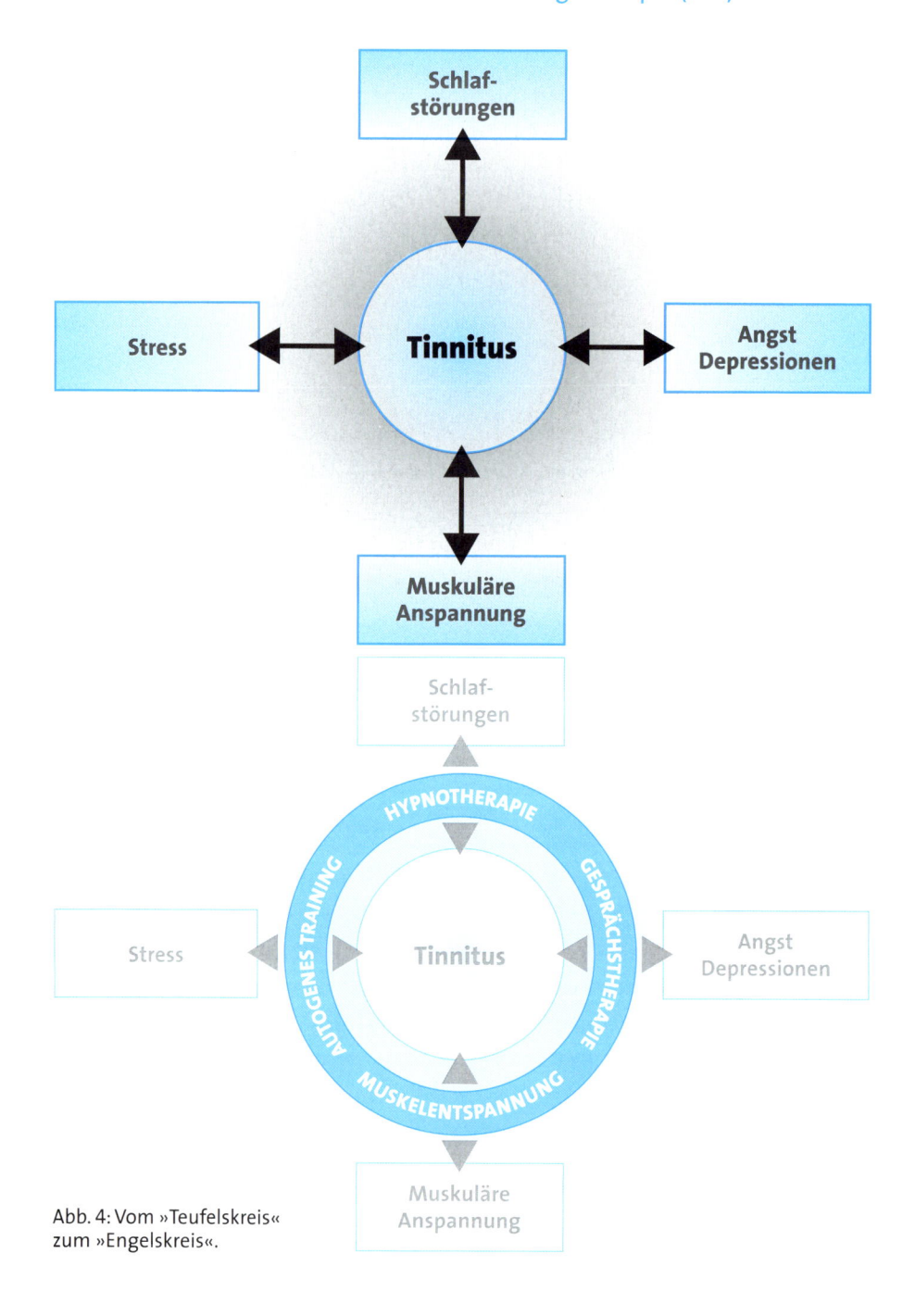

68 Wie funktioniert die Tinnitus-Retraining-Therapie (TRT)?

Abb. 4: Vom »Teufelskreis« zum »Engelskreis«.

Das Ziel der TRT kann demnach auch so definiert werden: Menschen, die an Tinnitus leiden, sollen in die Lage versetzt werden, den Tinnitus als belanglos und unschädlich wahrzunehmen.

»Habituation«

Der Begriff »Habituation« ist von zentraler Bedeutung für das Verständnis und die Wirkung der TRT. »Habituation« bedeutet hier die passive Auslöschung der Wahrnehmung und die Abschwächung der Reaktion des Organismus auf ein Reizsignal. Wir alle kennen aus dem täglichen Leben Beispiele für diese überlebenswichtige Form der Informationsreduktion.

Denken Sie nur an die Kleidung, die Sie tragen. Obwohl großflächige Berührungen mit der Körperoberfläche stattfinden, nehmen Sie diese gar nicht bewusst wahr. Erst wenn Sie darauf aufmerksam gemacht werden, können Sie zum Beispiel Ihre Schuhe spüren oder Ihr Hemd.

Habituation des Tinnitus: passive Auslöschung seiner Wahrnehmung

Ein anderes Beispiel sind Schallsignale wie die eigene Atmung, Geräusche beim Schlucken oder Kauen. Wir nehmen sie nicht wahr, außer wenn wir uns darauf konzentrieren. Auch der eigene Geruch und optisch vertraute Sinneseindrücke werden vom Organismus ausgeblendet, wenn sie für ihn belanglos sind. Nur neue und für die Existenz wichtige Reize kommen unter normalen Bedingungen in den Brennpunkt des wachen Bewusstseins eines Menschen.

Von der Habituation der Wahrnehmung muss allerdings die Habituation der Reaktion unterschieden werden. Es sind schließlich nicht nur die Ohrgeräusche selbst, die den Tinnitus-Betroffenen quälen. Folgenschwer sind auch die vegetativen Reaktionen, wie Schweißausbrüche, Konzentrationsverlust, Schlafstörungen und Depressionen.

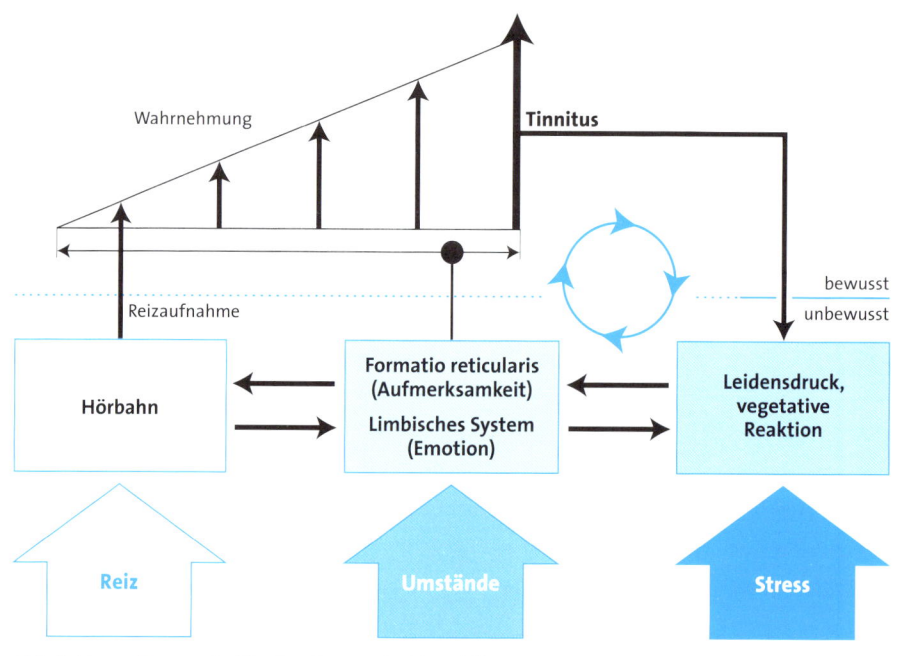

Abb. 5: Der unbewusste Mechanismus der Verschlimmerung

Diese unwillkürlichen Reaktionen können ihrerseits die negative Wertung und den Schweregrad des Tinnitus verstärken (Abb. 5).

Der Weg zur Habituation

Der Habituationsprozess wird therapeutisch von drei Seiten her gleichzeitig eingeleitet.

Zunächst erfolgt die Beurteilung des Gesamtproblems durch den Hals-Nasen-Ohren-Facharzt; er stellt gegebenenfalls die Indikation zur TRT und führt das »Counselling« durch. Das englische Wort behalten wir bewusst bei, da es die ganz speziell von Jastreboff entwickelte und strukturierte Einbindung des Betroffenen in die TRT bezeichnet. Der oder die Betroffene ist innerhalb der TRT als Partner/Partnerin anzusehen, und seine beziehungsweise ihre eigene aktive Mitarbeit ist für den Erfolg des »Retrainings« – das Wort weist bereits darauf hin – von entscheidender Bedeutung.

Der zweite Ansatz besteht aus einer gezielten Beeinflussung der Hörbahn durch sogenannte gesunde Schallquellen, wobei für die überwiegende Mehrzahl der Betroffenen spezielle Schallgeneratoren – in bestimmten Fällen auch spezielle Hörgeräte – durch den Hörakustiker angepasst werden müssen. Basierend auf dem neurophysiologischen Modell nach Jastreboff/Langner, sollen durch Aktivierung der gesunden Anteile der Hörbahn diejenigen Anteile, die krankhafterweise den Tinnitus »gelernt« haben, wieder in den ursprünglichen Reaktionszustand zurückversetzt werden (»relearning«).

Wegen der Plastizität, der Formbarkeit der zentralen Nervennetzwerke ist es möglich, die normalen Funktionsmechanismen des Zentralnervensystems zu nutzen: Akustische Signale werden gezielt eingespeist, um die kranken Aktivitätsmuster und synaptischen Verknüpfungen zu schwächen und gleichzeitig die ursprünglichen, gesunden neuronalen Verknüpfungen wiederherzustellen, zu aktivieren und dann auch zu stabilisieren. Dabei werden sowohl die Verbindungen innerhalb der Hörbahnen selbst moduliert als auch die synaptischen Verknüpfungen zwischen dem zentralen auditorischen System und den subkortikalen Strukturen (Limbisches System und Formatio reticularis).

Der dritte Zugang zur Habituation ergibt sich aus der Möglichkeit, mit indirekten Methoden, das heißt über spezielle psychologische Techniken, die Wechselwirkung zwischen dem Tinnitus und den subkortikalen Wertungsstrukturen zu beeinflussen. Dabei kann zum einen über Assoziationsübungen die Wirkung des Limbischen Systems positiv verändert werden. Darüber hinaus kann durch psychologische Übungen und Trainingsmaßnahmen das vegetative Nervensystem harmonisiert und beruhigt werden.

Ziel der TRT: Habituation

Die Rolle des HNO-Facharztes, des Hörakustikers und des Psychologen

Die Indikation zur Tinnitus-Retraining-Therapie (TRT) ist Sache des Hals-Nasen-Ohren-Facharztes. Er muss nach Abschluss der ausführlichen Diagnostik und nach Abwägung der verschiedenen Behandlungsmöglichkeiten darüber entscheiden, ob die TRT für den Betroffenen – je nach Art und Schwere des Leidens – die geeignete Maßnahme ist.

In Frage kommen Patienten mit chronischem Tinnitus, deren hoher Leidensdruck erwarten lässt, dass sie den Willen haben, die relativ langfristige Therapie durchzustehen. Gerade jene leidgeprüften Menschen mit chronischem Tinnitus, bei denen bis dahin alle anderen Maßnahmen erfolglos waren, stellen eine Zielgruppe für die TRT dar. Bei begleitender Hyperakusis mit oder ohne Hörverlust ist die TRT gleichermaßen geeignet.

Zunächst wird der HNO-Facharzt ein ausführliches Beratungsgespräch, das sogenannte Counselling, anberaumen. Die physiologischen Vorgänge im Ohr sind sehr kompliziert und auch noch nicht vollständig erforscht. Für die TRT ist es von entscheidender Bedeutung, dass die Betroffenen den Hörprozess sowie das Tinnitus-Modell nach Jastreboff/Langner zumindest in vereinfachter Form verstehen. Außerdem muss der Betroffene den festen Willen haben, diese relativ langfristige Behandlung bestmöglich zu nutzen und durchzuhalten.

Der HNO-Facharzt wird in diesem Gespräch auch die Funktion seiner Team-Partner erklären und das gesamte Behandlungsspektrum der TRT vorstellen.

Das Counselling

Unter Counselling verstehen wir die Einbettung des Betroffenen in das Netzwerk der Maßnahmen, die im Rahmen der TRT durchgeführt werden. Das Counselling ist der Ausgangspunkt der TRT, ohne den sie nicht möglich ist. Es benötigt zwischen einer und drei oder mehr Stunden. In einem Gespräch werden zunächst alle audiologischen und ärztlichen Befunde mit dem Betroffenen eingehend besprochen und im Einzelnen erläutert. Gegenstand sind auch eine genaue Anamnese-Erhebung und eine Klassifizierung des Tinnitus nach Schweregrad mithilfe des Fragebogens nach Goebel. Zusätzlich erfolgt eine subjektive Skalierung des Tinnitus und gegebenenfalls der Hyperakusis.

Auch Hyperakusis kann sehr erfolgreich mit der TRT behandelt werden, denn sie beruht wie der Tinnitus auf einer Fehleinstellung der an sich gesunden zentralen Hörbahn

Menschen, die an chronischem Tinnitus leiden, haben vielfach schon eine Odyssee von Arztbesuchen hinter sich, die bei der Anamnese-Erhebung aufgearbeitet werden muss. Sie sind oft bestens aufgeklärt über die Problematik und haben sehr differenzierte Informationen über die zugrundeliegende Störung und die verschiedenen klassischen Behandlungsmöglichkeiten. Dabei spielt auch eine große Rolle, ob und in welcher Weise Hörminderung, Hyperakusis oder Phonophobie mit dem Tinnitus verbunden sind.

Es ist daher von ausschlaggebender Bedeutung, dass der HNO-Facharzt, der das Counselling durchführt, die Materie sicher beherrscht und über hervorragende fachliche Kompetenz auf diesem Spezialgebiet verfügt. Sobald ein Betroffener in irgendeiner Hinsicht mehr über Tinnitus weiß als der Arzt, kann dieser die Rolle des Trainers nicht mehr ohne weiteres beanspruchen.

Diese Rollenverteilung ist aber für die TRT erwünscht: ein Trainer und ein aktiv Trainierender, die ein gemeinsames Ziel erreichen wollen – die Habituation des Tinnitus. Der Tinnitus-Betroffene ist also nicht ein Pillen-, Maßnahmen- oder gar Befehlsempfänger, sondern der aktiv trainierende Partner; der Arzt ist aufgrund seiner Erfahrung, seiner Kompetenz und seiner Zuwendung der Trainer, der akzeptiert wird (oder bei mangelnden Voraussetzungen eben auch zurückgewiesen werden kann). Erfolg lässt sich wirklich nur gemeinsam erreichen.

Im weiteren Verlauf des Counselling wird dem Betroffenen das neurophysiologische Modell nach Jastreboff nahegebracht. Da der Betroffene als Partner angesehen wird, der selbst entscheidend zum Gelingen der Therapie beitragen soll, ist es erforderlich, dass er das zugrundeliegende Modell möglichst in allen für ihn wesentlichen Einzelheiten versteht. Nur wenn die betroffene Person die inneren Zusammenhänge und den Sinn des Behandlungskonzeptes selbst erkennt, kann sie überzeugt, engagiert und zuversichtlich am Zustandekommen der Habituation mitarbeiten.

Bei der TRT ist der Betroffene der Partner des Behandlungsteams

Alle Fragen müssen ruhig und offen besprochen, diskutiert und beantwortet werden. In diesen Bereich gehören die Probleme, welche die Funktionsweise des menschlichen Hörsystems betreffen. Anatomische und physiologische Bezeichnungen müssen erklärt und dargestellt werden. Dazu eignet sich besonders ein vergrößertes Anschauungsmodell des Innenohres, an dem die Hörschnecke, der Hörnerv und die Gehörknöchelchen gut erkennbar sind. Des Weiteren ist reichhaltiges Material an Fotos, Grafiken und Diagrammen zu den Haarzellen, der zentralen Hörbahn usw. zur Veranschaulichung des Verfahrens hilfreich, ja sogar notwendig.

Sobald die allgemeinen Grundlagen abgehandelt sind, werden die individuellen Befunde hierzu in Beziehung gesetzt. Der Verlauf der Hörschwelle wird im Einzelnen ausgewertet, im Vergleich dazu wird dann die Frequenz und Lautheit des Tinnitus dargestellt. Die Unbehaglichkeitsschwelle, die otoakustischen Emissionen und alle weiteren individuellen Ergebnisse der audiologischen Untersuchungen werden auf verständliche Weise erklärt, im Einzelnen gewürdigt und in den größeren Zusammenhang gestellt.

Als nächster Schritt erfolgt die Zuordnung des Betroffenen zu einer bestimmten Kategorie, je nachdem, ob ein Hörverlust, eine Hyperakusis oder ein Tinnitus im Vordergrund steht. Die Klassifizierung entscheidet zugleich darüber, welche Art der Behandlung im Einzelnen für diesen bestimmten Patienten in Frage kommt. Dabei muss ermittelt werden, welche Kombination von Hörgerät, Sanus-Noiser und anderen Maßnahmen die Habituation am schnellsten und sichersten gewährleisten dürfte.

Die von Jastreboff eingeführte Kategorisierung von 0 bis 5 berücksichtigt zahlreiche zusätzliche Randbedingungen und Begleitumstände. Die große Kunst des Counsellings besteht darin, hier die richtigen Entscheidungen zu treffen. Darüber hinaus ist es möglich, dass ein Betroffener während der Therapie von einer Kategorie in eine andere wechselt.

Eine erschöpfende Darstellung des Counselling nach Jastreboff würde den Rahmen dieses Buches sprengen. Um das Counselling als Arzt effektiv und kompetent durchführen zu können, bedarf es einer intensiven Schulung und Spezialausbildung, wie sie für HNO-Fachärzte an verschiedenen Instituten angeboten wird, so auch am Tinnitus- und Hyperakusis-Institut von Jastreboff in Maryland, USA, oder am TRT-Zentrum in Nottingham, Großbritannien.

Das »rosa« Rauschen und ähnliche Geräusche

Für das Retraining nach der neurophysiologischen Theorie von Jastreboff muss das Geräusch eine möglichst große Bandbreite an Frequenzen haben. Entgegen den hergebrachten audiologischen Überlegungen ist es nicht notwendig, ja geradezu nicht erwünscht, dass das Geräusch auf die Frequenz oder Tonhöhe des Tinnitus zentriert ist.

Nach Jastreboff kann der Anteil des Tinnitus-Geschehens, welcher über einen konditionierten Reflexbogen, also willentlich nicht steuerbar ist, am ehesten durch die Signalverkleinerung ausgelöscht werden.

Der Sanus-Noiser erzeugt daher ein angenehmes »rosa« Rauschen, das in etwa der Frequenzbreite der Alltagsgeräusche entspricht – und zugleich derjenigen von beispielsweise Bachs Brandenburgischen Konzerten oder anderen beliebten Musikstücken.

Meiden Sie Stille!

Die Lautstärke der Sanus-Noiser wird individuell auf das jeweilige Tinnitus-Geräusch eingestellt. Der Sanus-Noiser soll den Tinnitus nicht übertönen (wie der herkömmliche sogenannte Masker), sondern ihn nur sanft »umspülen«. Viele Sanus-Noiser-Träger haben spontan geäußert, sie fühlten sich schon durch das Geräusch irgendwie entspannt. Manche erinnert es an eine ruhige Meeresbrandung oder ein leichtes Wehen des Windes.

Im Gegensatz zu den Maskern, die »weißes« Rauschen beziehungsweise frequenzspezifische Geräusche abgeben, werden die Sanus-Noiser mit ihrem »rosa« Rauschen nach den bisherigen Erfahrungen auch nach mehreren Monaten noch als angenehm empfunden.

Das hängt nicht zuletzt mit dem sogenannten Powerspektrum des »rosa« Rauschens zusammen, das demjenigen vieler populärer Musikstücke entspricht.

Wandelt man beispielsweise ein Brandenburgisches Konzert von Bach oder einen Song der Beatles in ein Powerspektrum um, untersucht man also, wie viel Energie bei welcher Frequenz in dieser Musik enthalten ist, dann zeigt sich ein Verlauf parallel zu demjenigen des »rosa« Rauschens. Das Verhältnis von Frequenz und Energiegehalt ist linear: Je höher der Ton, desto weniger ist er im Powerspektrum vertreten. Wie die Kurve zeigt, entspricht der Energiegehalt des Ersten Brandenburgischen Konzerts in etwa dem des »rosa« Rauschens (Abb. 6 auf der nächsten Seite).

Die TRT mit dem Sanus-Noiser lässt sich recht gut durch folgenden Vergleich erläutern: Stellen Sie sich eine brennende Glühbirne im Sonnenlicht vor; sie ist kaum wahrnehmbar. Im Dunkeln hingegen ist das Licht der Glühbirne deutlich zu sehen. Übertragen auf den Sanus-Noiser, bedeutet das: Im Rauschen des Sanus-Noisers verliert der Tinnitus an Kontrast und wird daher kaum mehr wahrgenommen. Die Geräuschtherapie mit dem Sanus-Noiser wirkt also dadurch, dass das auditorische System mit konstanten,

78 Wie funktioniert die Tinnitus-Retraining-Therapie (TRT)?

niedrigschwelligen, neutralen akustischen Signalen versorgt wird, um den Unterschied zwischen der tinnitusbezogenen neuronalen Aktivität und der neuronalen Hintergrundaktivität zu verringern. So soll die Fokussierung, die Konzentration der Wahrnehmung auf den Tinnitus verhindert werden.

Die Abbildungen 7 A bis C veranschaulichen modellhaft und stark vereinfacht die Wirkungsweise des Sanus-Noisers; hierbei wird das Prinzip dargestellt, wie durch Aktivierung gesunder Anteile des akustischen Systems die krankhaften aktiven Anteile »besänftigt« und »gesundtrainiert« werden können. Im Ruhezustand (Abb. 7 A) weisen die Hörnerven-Fasern eine recht hohe Spontanaktivität auf. Die Entladungen der Zellen sind aber »statistisch unkorreliert«, sozusagen »unbestimmt«, »zufällig«; für die zentrale Wahrnehmung bedeutet dies: »Stille«. Bei Tinnitus (Abb. 7 B) entladen sich die Hörnerven-Zellen rhythmisch, manchmal in Salven. Diese Entladungen

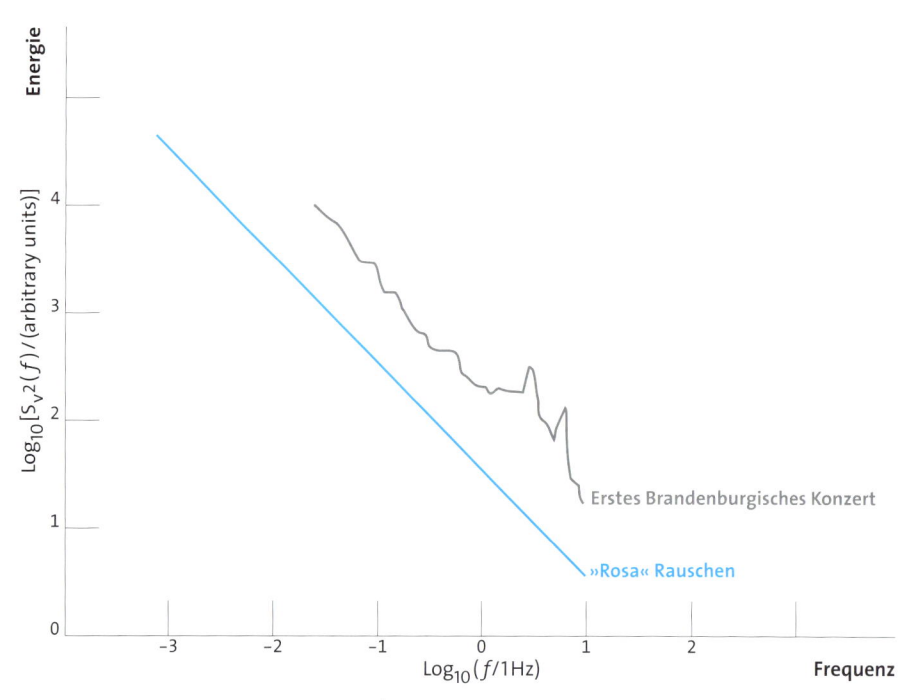

Abb. 6: »Powerspektrum«. Das Verhältnis von Frequenz und Energiegehalt
Gemessen von Richard Voss und John Clarke, in: John D. Barrow, The artful universe, New York 1995

Die Rolle des HNO-Facharztes, des Hörakustikers und des Psychologen

»Stille«

A   Rezeption (Auf-   Korrelation (Einordnung;   Perzeption (Wahr-
       nahme; Hörnerv)   Hörbahn)   nehmung; Hirnrinde)

Tinnitus

B   Rezeption (Auf-   Korrelation (Einordnung;   Perzeption (Wahr-
       nahme; Hörnerv)   Hörbahn)   nehmung; Hirnrinde)

Tinnitus und Sanus-Noiser

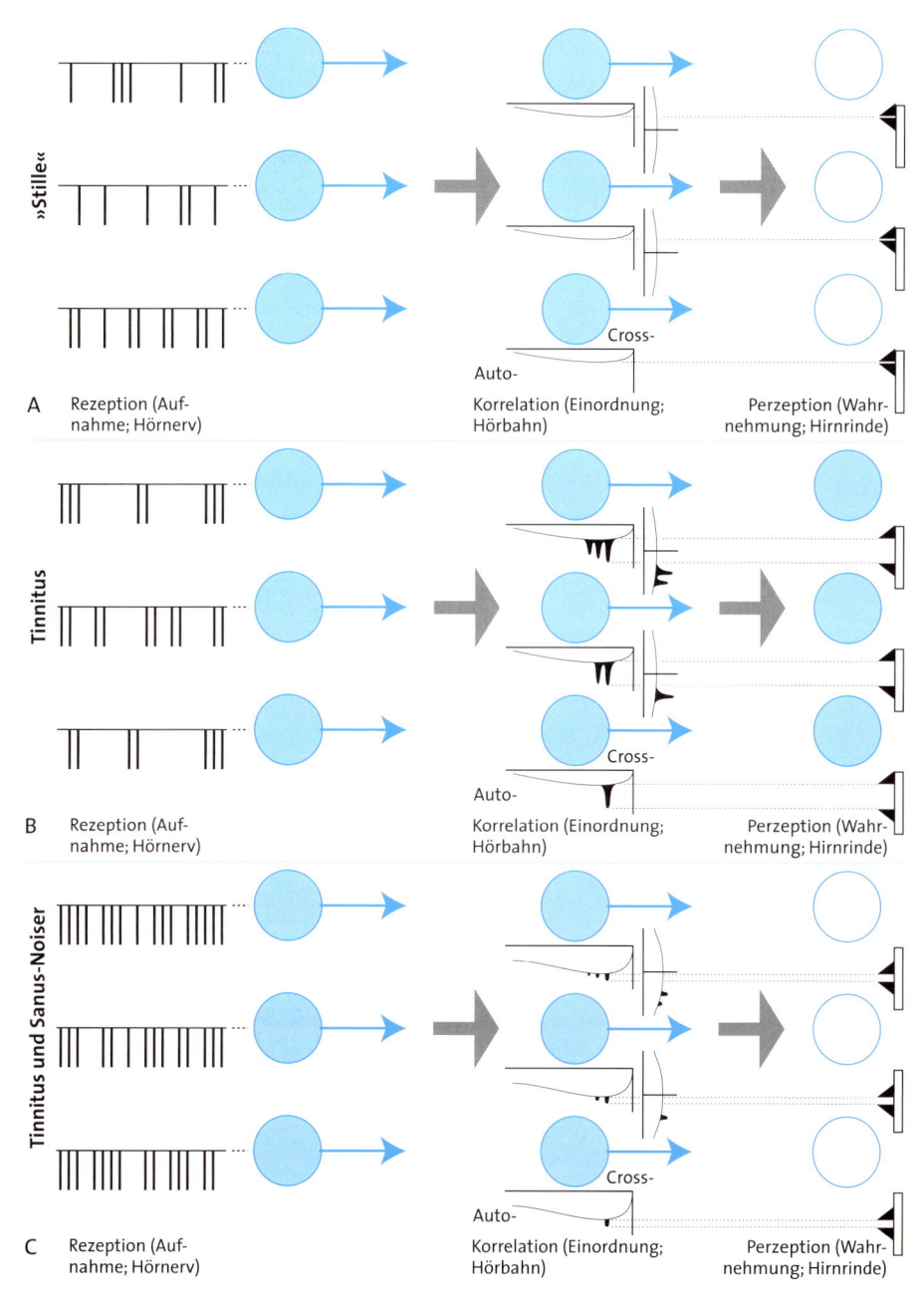

C   Rezeption (Auf-   Korrelation (Einordnung;   Perzeption (Wahr-
       nahme; Hörnerv)   Hörbahn)   nehmung; Hirnrinde)

Abb. 7 A bis C: So wirkt der Sanus-Noiser (vereinfachte Modelldarstellung).

sind demnach untereinander »korreliert«, also nicht »unbestimmt«, nicht »zufällig«; für die zentrale Wahrnehmung bedeutet dies: Es liegt ein akustisches Signal vor – hier eben ein Tinnitus. Infolge der Einspeisung von »rosa« Rauschen in das Hörsystem durch den Sanus-Noiser (Abb. 7 C) wird die Rhythmizität der Hörnerven-Entladungen abgeschwächt und deren »Unkorreliertheit« gefördert. Der Kontrast zwischen den salvenartigen Entladungsspitzen des Tinnitus und der »unkorrelierten« Entladungsaktivität wird vermindert; für die zentrale Wahrnehmung bedeutet dies: mehr »Stille«. Mit dem »rosa« Rauschen wird also »Stille« eingebracht.

Auf diese Weise kann aber auch auf der Ebene der Haarzellen in der Hörschnecke »Stille« signalisiert werden, wie sich an einer im Laufe von zehn Wochen reduzierten Rhythmizität in den otoakustischen Emissionen zeigt.

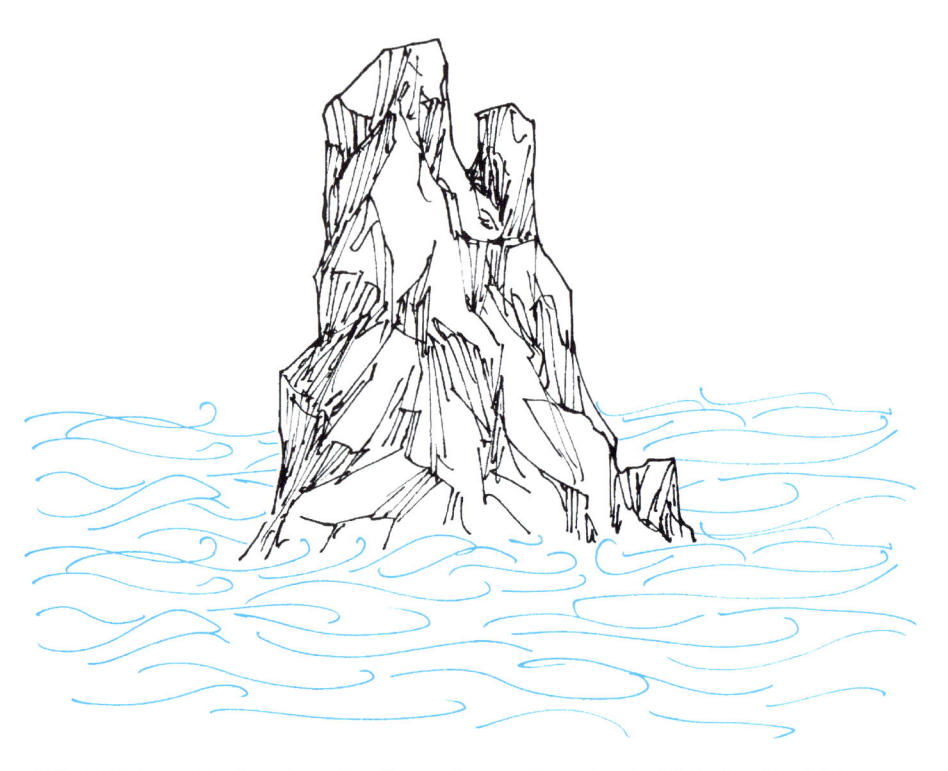

Abb. 8: Fels in sanfter Brandung. Tinnitus und »rosa« Rauschen im bildhaften Vergleich

Wenn man sich den Tinnitus als Fels im Meer vorstellt, so soll er zu Beginn vom »rosa Rauschen umspült« werden wie von einer sanften Brandung (Abb. 8).

Die psychologische Unterstützung

Dritter Ansprechpartner für den von Tinnitus und gegebenenfalls Hyperakusis Betroffenen ist im Rahmen der TRT ein geschulter Psychologe. Seine Aufgabe ist, den Tinnitus-Teufelskreis zu durchbrechen: Tinnitus und/oder Hyperakusis aktivieren im menschlichen Unterbewusstsein einen Verstärkungsmechanismus, der den Tinnitus verschlimmern beziehungsweise Hyperakusis erst hervorrufen kann.

Durch Umlenkung der Aufmerksamkeit, Entspannungstechniken und kognitive Therapien sowie durch Erlernen einer neuen Art der Wahrnehmung kann dieser Tinnitus-Teufelskreis durchbrochen werden.

Während der gesamten Therapie finden regelmäßig Kontrolltermine beim HNO-Facharzt statt, der kontinuierlich audiologische Messungen vornimmt und die Fortschritte beratend begleitet.

Insgesamt darf festgestellt werden, dass den vielen gewichtigen Vorteilen der TRT im Allgemeinen nur wenige Nachteile gegenüberstehen.

Der Sanus-Noiser

Der Unterschied zwischen Sanus-Noiser und Masker

Die Sanus-Noiser sind die zentralen Elemente der Schallbehandlung bei der Tinnitus-Retraining-Therapie – winzige Geräuschgeneratoren, kaum fingernagelgroß und unscheinbar beige (Abb. 9). Sie rauschen, wie bereits erwähnt, »rosa«, das heißt, ihr Frequenzspektrum entspricht demjenigen von Alltags-

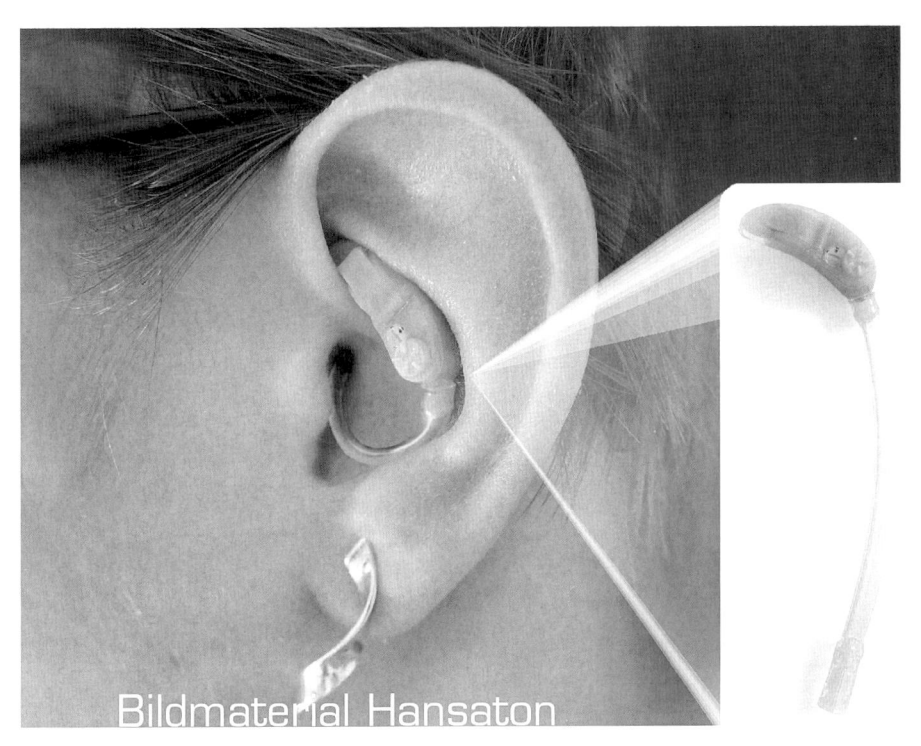

Abb. 9: Der Sanus-Noiser

geräuschen. Die Lautstärke kann vom Träger individuell eingestellt werden; das Rauschen soll gerade noch wahrnehmbar sein. Damit unterscheiden sie sich ganz wesentlich von den Maskern, mit denen sie oft verwechselt werden.

Die Funktion eines Maskers beruht darauf, dass ein akustisches Signal durch ein anderes akustisches Signal verändert, verdeckt und überlagert werden kann. Die Vorstellung, dadurch einen Tinnitus gleichsam verdrängen zu können, gibt es schon sehr lange.

Demgegenüber soll bei der TRT ein subjektiv empfundenes Phänomen, also eine Phantomempfindung, durch ein äußeres akustisches Signal *beeinflusst* werden. Daher sollte der Begriff »Masker« in diesem Zusammenhang nicht verwendet werden.

Eine Behandlung durch ein starkes, äußeres akustisches Signal könnte man höchstens als Tinnitus-Suppression oder -Vertäubung bezeichnen. Die TRT hingegen bezweckt eine Habituation des Tinnitus. Damit der Tinnitus jedoch habituiert werden kann, muss er *wahrnehmbar* bleiben.

Die Tinnitus-Habituation mit dem Sanus-Noiser ist also theoretisch und praktisch etwas völlig anderes als die herkömmliche Tinnitus-Maskierung mit dem Masker. Diesen wichtigen Unterschied verdeutlichen auf den folgenden Seiten die Tabelle 1 und die Abbildungen 10 A bis D.

Der Unterschied zwischen Sanus-Noiser und Masker

Tinnitus-Maskierung mit dem Masker	Tinnitus-Habituation mit dem Sanus-Noiser
Nur das Tinnitus-Ohr wird maskiert	Beidohrige Anwendung, auch bei einseitigem Tinnitus
Frequenzspezifisches Geräuschspektrum, »weißes« Rauschen	Breitbandiges Geräuschspektrum, »rosa« Rauschen
Meist verschlossener Gehörgang	Immer offener Gehörgang
Lautstärke kann sehr weit erhöht werden	Lautstärke kann sehr weit zurückreguliert werden, 0 dB sind möglich
Anwendung, wenn der Tinnitus unerträglich ist	Tägliche Anwendung über einen längeren Zeitraum
Keine Kontrolle nötig, Abgabe über den Ladentisch	Professionelle Einstellung und regelmäßige Kontrolle durch den Hörakustiker, gründliche Vorbereitung des Betroffenen durch den HNO-Facharzt, zusätzliche Hör- und Fokussierübungen mit dem Hörakustiker
Masker-Hörgerät-Kombination möglich	Hörgerät und Sanus-Noiser werden abwechselnd getragen oder separat geschaltet, wobei der Sanus-Noiser in möglichst ruhiger Umgebung stets separat angewendet wird
Hörschädigung beziehungsweise Verschlimmerung des Tinnitus durch zu hohe Lautstärke möglich	Keine Beeinträchtigung des Hörvermögens möglich; kein zusätzlicher Hörschaden und keine Verschlimmerung des Tinnitus als Behandlungsfolge, da »Low-Level-Versorgung«
Einige, aber nicht alle Fälle von Tinnitus können maskiert werden	Breiter gefächerte Anwendbarkeit
Vertäubung des Tinnitus macht Habituation unmöglich und führt zu keiner dauerhaften Wirkung	Ablenkung des Tinnitus ermöglicht Habituation und dauerhafte Wirkung

Tabelle 1

Schall (Eingang)   Empfindung (Ausgang)

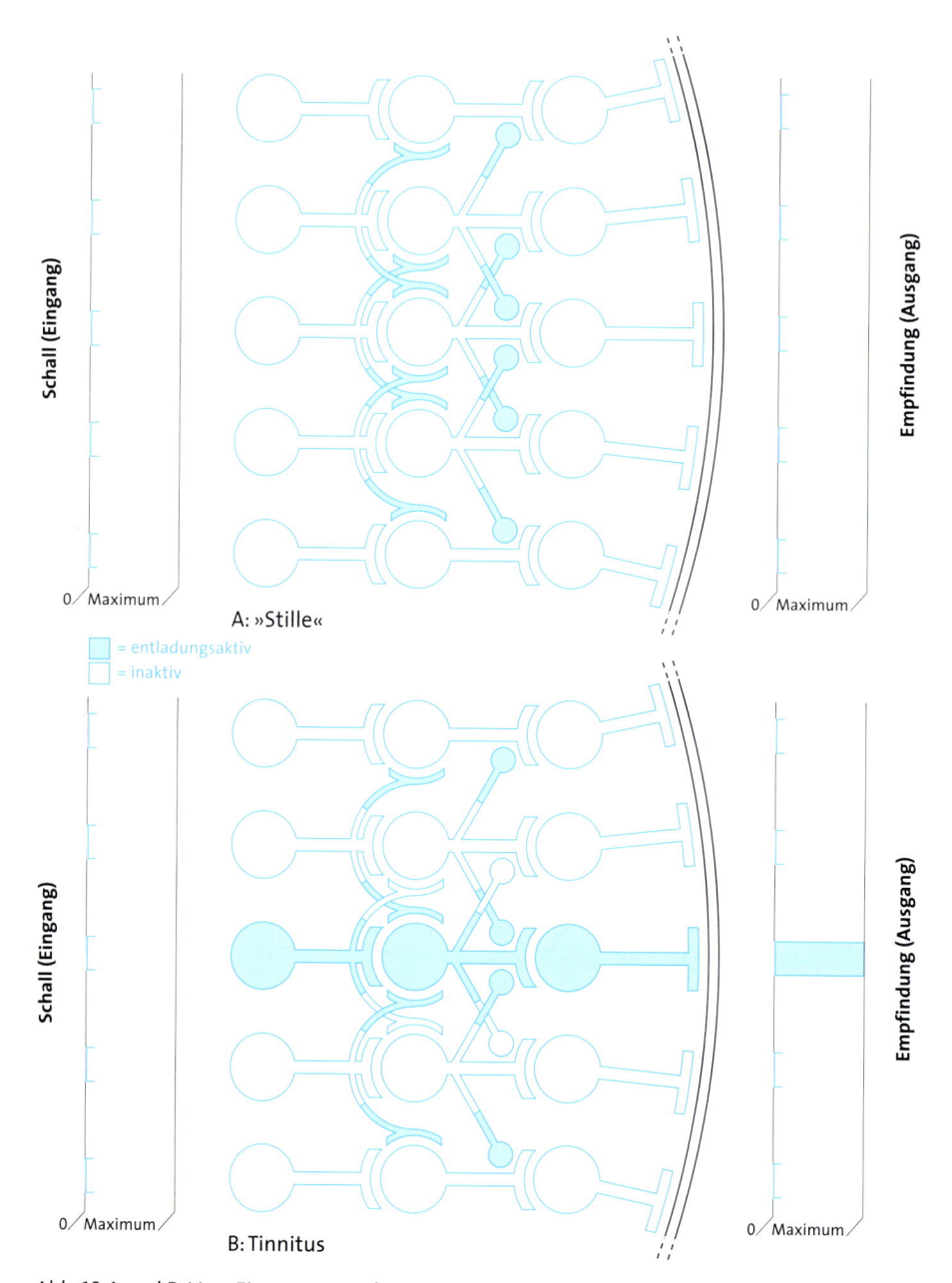

A: »Stille«

☐ = entladungsaktiv
☐ = inaktiv

B: Tinnitus

Abb. 10 A und B: Vom Eingangssignal zum Ausgangssignal Empfindung. Die Nervenzellen der zentralen Hörbahn bei »Stille« und bei Tinnitus

Der Unterschied zwischen Sanus-Noiser und Masker 89

Schall (Eingang) — 0 / Maximum

C: Sanus-Noiser

▮ = entladungsaktiv
▢ = inaktiv

Empfindung (Ausgang) — 0 / Maximum

Schall (Eingang) — 0 / Maximum

D: Masker

Empfindung (Ausgang) — 0 / Maximum

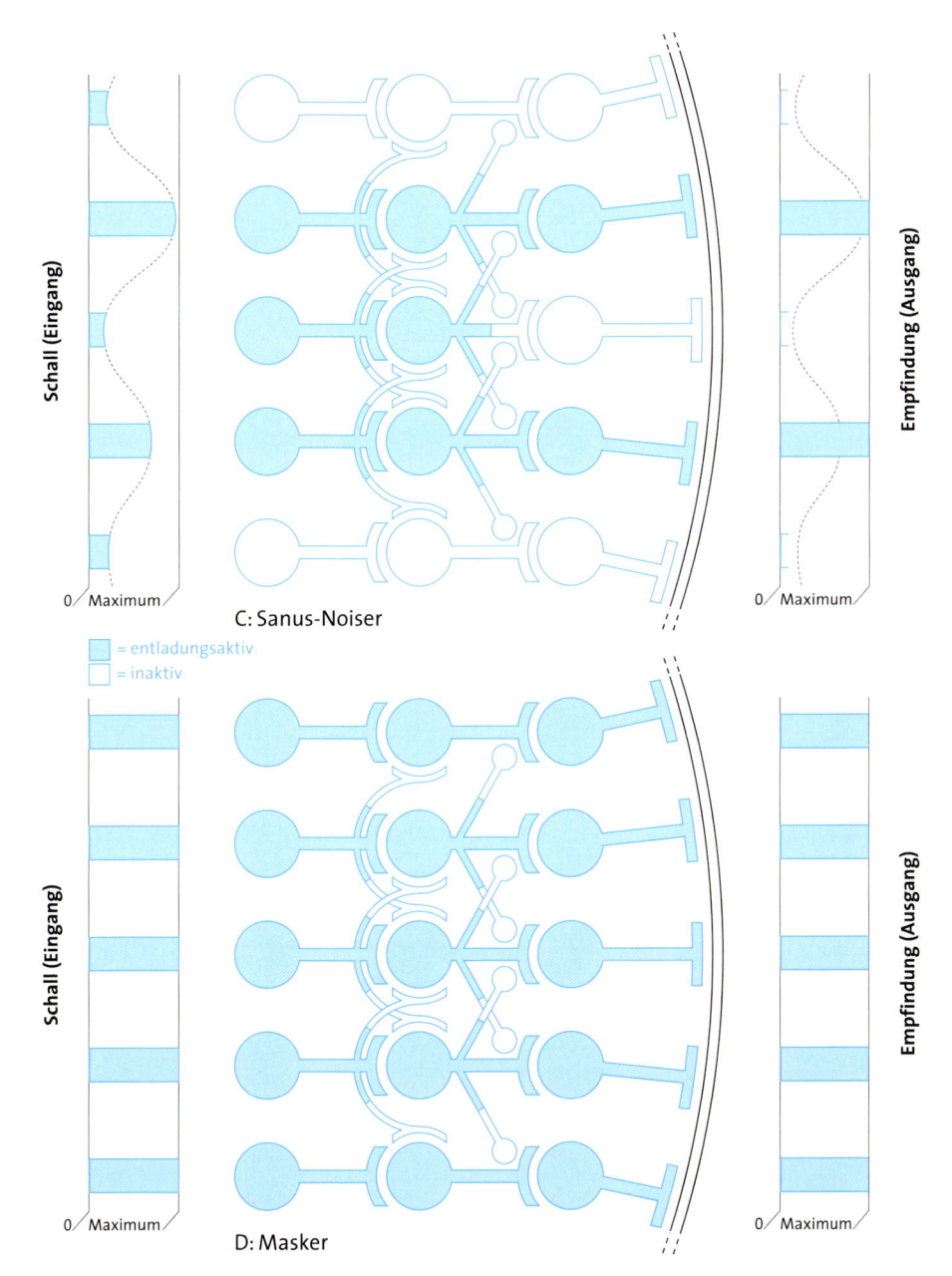

Abb. 10 C und D: Der Sanus-Noiser lenkt den Tinnitus ab, der Masker vertäubt ihn.

Wie sollen die »helfenden Helfer« wirken …?

Das Phantomgeräusch Tinnitus kann unser Erleben und damit auch die so kostbare Freude am Leben erheblich beeinträchtigen. Dadurch, dass die Geräusche wie mit spitzen Nadelstichen sich andauernd oder an- und abschwellend ins Gehirn zu bohren scheinen, gelingt es den Betroffenen nicht mehr, voll und ganz teilzuhaben an ihrer Umwelt und am gesellschaftlichen Leben. Sie kommen sich vor wie in einem Gefängnis, aus dem es kein Entrinnen zu geben scheint. Sie versuchen, mit ihrer Situation fertigzuwerden, und fühlen sich dabei immer verlassener und einsamer. Hinzu kommt, dass sich dies alles sehr schlecht in Worte fassen lässt, weil man kaum Worte finden kann für Phantomerscheinungen, die im eigenen Kopf stattfinden. Bei bohrenden oder stechenden Zahnschmerzen, Migräneattacken oder dem Bruch eines Beines zum Beispiel kann jeder Mitmensch die Situation nachempfinden, somit auch einfühlsam mitempfinden, auch Trost zusprechen, Hilfestellung geben usw. Jeder hat ja schon einmal Schmerz verspürt. Bei Tinnitus, Hyperakusis und Misophonie jedoch ist dies nicht möglich, weil sich auch die einfühlsamsten Mitmenschen nicht in die Situation hineinzuversetzen vermögen. Nur wer selbst die leidvolle Erfahrung gemacht hat, kann wirklich mitreden. Tinnitus, überlaute Wahrnehmungen oder das »Nicht-mehr-heraushören-Können« aus dem Stimmengewirr sind darüber hinaus Probleme, die sich nicht einfach verdrängen lassen. Sie sind ständig vorhanden und beherrschen und beeinträchtigen Leben, Konzentration und Arbeitsfähigkeit in zunehmendem Maße.

Folgeerscheinungen können Unkonzentriertheit, Müdigkeit, Erregungs- oder Depressionszustände sein, die ihrerseits zu Schlafstörungen, Vermeidung von gesellschaftlichen Veranstaltungen wie Restaurantbesuchen, Theaterbesuchen, Konzerten oder Kirchenbesuchen führen.

Im Grunde genommen sind dann alle Lebensbereiche beeinträchtigt, auch die, in denen es nicht allein auf Hörwahrnehmungen ankommt.

Erlösung von der Einsamkeit

Die Einsamkeit der Betroffenen wird durch den Eindruck verstärkt, niemand in ihrer Umgebung könne sich in sie hineinversetzen. Wie soll ein normal Hörender auch verstehen, was ein Mensch empfindet, der unablässig von einem Geräusch verfolgt wird? Der damit immer wieder und immer mehr abgeschnitten wird von wertvollen Kontakten, von wichtigen Informationen, von einer uneingeschränkten Kommunikation und von einem Miteinander, in dem er sich wirklich wohlzufühlen vermag? Und wie soll man das Geräusch erklären? Wie den anderen ein »Bild« von dem machen, was einen so quält? Kein Wunder, dass es in vielen Fällen zu Depressionen kommt, zu dem schleichenden Gefühl, nicht mehr richtig präsent zu sein und damit nicht mehr vollwertiges Mitglied einer Gemeinschaft.

Akzeptanz von Hilfe

Wer Tinnitus, Hyperakusis, Misophonie, Frequenzverlust, Hörverlust kennen gelernt hat, weiß, was es bedeuten kann, in jeder Situation gut zu hören. Er weiß es zu schätzen, völlig entspannt dazusitzen – ohne die ständige Befürchtung, etwas von dem Gesprochenen zu verpassen oder einem Missverständnis aufzusitzen. Das, was auch für den Betroffenen einmal selbstverständlich war, scheint nun unwiderruflich verloren. Dass es für diese Situation einen Ausweg gibt, ist zunächst einmal unvorstellbar. So gilt es für die Patienten als Erstes, sich überhaupt dafür zu öffnen, dass Hilfe möglich ist.

Überwindung des Widerspruchs

Die Hilfe durch die »technischen Helfer« – Sanus-Noiser – Frequenzverstärker oder Hörgerät wird oft nicht widerspruchslos angenommen. Denn: Mithilfe dieser Geräte wird ja wiederum ein Geräusch erzeugt, ein zweites, sehr leises Rauschen, am ehesten vergleichbar mit dem Rieseln eines leichten Landregens, dem Säuseln eines Windhauchs oder dem sanften Rauschen von Blättern. Der Betroffene hat es zunächst schwer einzusehen, dass ein weiteres Geräusch beziehungsweise Verstärkung von Frequenzen hilfreich sein können, das schon vorhandene Tinnitus-Geräusch zu vermindern. Hat er nicht schon genug mit seinem quälenden Tinnitus, Hyperakusis, Misophonie, Frequenzverlust oder Hörverlust zu tun, läuft er nicht Gefahr, die Qual durch zusätzliche Geräusche noch zu verstärken?

Wiedergewinn von Lebensqualität

Genau das Gegenteil ist der Fall. Der Noiser wirkt wie eine gleich bleibende sanfte Umspülung, er nimmt der unerträglichen Schärfe des Tinnitus die Spitze, er schiebt ihn so erfolgreich in den Hintergrund, so dass er sich endlich nicht mehr aufdrängen und alle Hör- und Lebensqualität beeinträchtigen kann.

Frequenzverstärker oder im Falle eines stärkeren Hörverlusts auch Hörgerät sind sehr geeignet mitzuhelfen, den Tinnitus mithilfe der normalen Umweltgeräusche entsprechend dem zusätzlich vorhandenen Hörverlust einzupacken. Nun gelingt es wieder, sich im Alltag, im Beruf, in der Freizeit uneingeschränkt und mühelos zu unterhalten. Die Tür zum Gefängnis ist aufgebrochen; dank verschiedener Techniken ist es gelungen, das Schloss zu knacken. Eine rege Teilnahme am täglichen Leben, Kontakte zur Außenwelt usw. sind einem wieder zurückgegeben und damit die Quelle zu Lebensfreude und Lebensgenuss.

Annehmen der »Ersten Hilfe«, Sanus-Noiser – gesundes Rauschen

Ich möchte Ihnen an einem Beispiel klarmachen, wie der Noiser funktioniert. Stellen Sie sich bitte einmal vor, Sie hätten sich auf einer Wanderung an einem Fuß eine Blase gelaufen. Das ist nun zwar keine weltbewegende Angelegenheit, aber der Schmerz lässt sich dennoch nicht verdrängen. Das Laufen wird mehr und mehr zur Qual. Und nun zieht einer Ihrer Mitwanderer ein Erste-Hilfe-Päckchen aus dem Rucksack und bietet Ihnen ein weiches Pflaster an. Würden Sie auch nur einen Augenblick zögern, dieses Angebot anzunehmen? Nein: Dankbar kleben Sie das Pflaster über die Blase. Gewiss: Sie ist damit immer noch da. Aber: Der Schmerz ist beseitigt. Sie können Ihre Wanderung ohne Beeinträchtigung fortsetzen und sich wieder der schönen Gegend und des fantastischen Wetters erfreuen.

Genauso wirken die Sanus-Noiser. Der Tinnitus ist noch da, aber zur Seite gedrückt, beseitigt, »abgeklebt«, unaufdringlich geworden. Seine negative Wirkung ist verpufft. Der Noiser verpackt das Geräusch, er schirmt nach innen ab und dämpft nach außen. Warum sollten Sie zögern, dieses »Erste-Hilfe-Päckchen« anzunehmen und seine lindernde Wirkung zu nutzen?

Deshalb meine Empfehlung: Geben Sie Ihrem Tinnitus eine wirkungsvolle Hülle, stecken ihn darin weg, und freuen Sie sich wieder Ihres Lebens. Das kleine Päckchen ist überhaupt nicht schwer, sondern wirklich leicht zu (er)tragen.

Frequenzverstärker, Hörgeräte, Kombigeräte und andere Technik

Genau wie bei Tinnitus-Betroffenen ohne Hörstörung, die im Rahmen des Counselling zur Anreicherung der Umweltgeräusche angehalten werden, ist es auch besonders bei Patienten mit Frequenzverlust bzw. Hörverlust notwendig, den akustischen Input in die Hörbahn zu erhöhen.

Aber dazu müssen die Verluste akustisch wieder bestmöglich ausgeglichen und in den normalen Hörbereich hineingebracht werden.

Die Sinneserfahrungen Hören und Riechen arbeiten grundsätzlich ganz anders als die Sinneserfahrung Sehen.

Wenn z.B. ein Hamburger nach Bayern kommt oder ein Deutscher nach Österreich oder in die Schweiz, dauert es eine Zeitlang, bis er sich auf das neue Sprachmuster und veränderte Klangbild eingestellt hat und alles mühelos versteht. Genauso verhält es sich mit Fremdsprachen. Wenn man eine Fremdsprache längere Zeit nicht mehr gehört hat, dauert es auch wieder eine gewisse Zeit, bis man in der Lage ist, wieder mühelos zu folgen.

Riechen und schmecken ist auch nicht immer gleich. An manchen Tagen hat man das Gefühl, von einer Parfümwolke in die nächste zu kommen, an anderen Tagen nimmt man fast nichts wahr. Auch gleiches Essen schmeckt nicht immer gleich. Mal braucht man mehr oder weniger Schärfe, Salz oder … In einer anderen Luft oder Umgebung schmeckt auch einiges anders. Der eine oder andere kennt wohl die Enttäuschung, wenn man einen Wein irgendwoher mitgebracht hat, der einem dort wunderbar gerochen und geschmeckt hat, am Heimatort wieder öffnet, und der Geschmack und Geruch ist ein ganz anderer.

Beim Sehen, wenn die Schärfe entsprechend korrigiert ist, gibt es keine Eingewöhnungszeiten. Man sieht sofort alles entsprechend scharf, es sind keine Umstellungsbemühungen oder Eingewöhnungszeiten erforderlich wie beim Hören.

Um Sprache wieder mühelos zu verstehen, nachdem man längere Zeit nicht mehr optimal gehört hat, bedarf es wieder einer Eingewöhnungszeit sowohl für die Spracherkennung als auch für den Sprachklang. Geräusche werden in aller Regel ziemlich schnell wiedererkannt, bei Sprache bedarf es eines längeren Zeitraumes, genau wie bei Dialekten und wie nach längerem Nichtgebrauch einer Fremdsprache. Trainiert werden muss auch wieder die Fähigkeit, etwas aus einem Geräuschpegel herauszuhören.

Dies fällt Tinnitus-Betroffenen und Hyperakusis-Betroffenen noch schwerer als denen, die »nur« einen Frequenzverlust bzw. Hörverlust erlitten haben. Das liegt daran, dass der Tinnitus zusätzlich alles noch verschleiert beziehungsweise dass bei Hyperakusis alles schrill verzerrt wird.

Die Zeit, die man braucht, bis ein Hörgerät wieder ein Verstehgerät wird, ist unterschiedlich lang und hängt stark davon ab, wie viel Zeit man hat verstreichen lassen, bis der Verlust korrigiert wurde, aber auch, wie viele Haarzellen das Innenohr verloren hat. Je weniger Haarzellen vorhanden sind, um die Arbeit der kaputten oder nicht vorhandenen Haarzellen zu übernehmen, umso länger dauert die Zeit, ein Hörgerät als »Verstehgerät« anzunehmen. Hörgeräte kann man kaufen, »Verstehgeräte« erfordern Entwicklungsarbeit.

Einzelbeschreibung der technischen Rehabilitationsmittel

Sanus-Noiser – gesundes Rauschen

Wie beschrieben, soll der Tinnitus zur Seite gedrückt, »abgeklebt«, unaufdringlich gemacht werden. Seine negative Wirkung soll »verpuffen«. Der Noiser verpackt das Geräusch, er schirmt nach innen ab und dämpft und stabilisiert nach außen. Besonders im Falle von Hyperakusis ist der Sanus-Noiser ein wahrer Balsam und die bis heute einzige Therapiemöglichkeit.

Noiser sind winzige Geräuschgeneratoren, kaum fingernagelgroß, die ins Ohr gesetzt werden. Wichtig ist, dass die Trageform so gewählt wird, dass

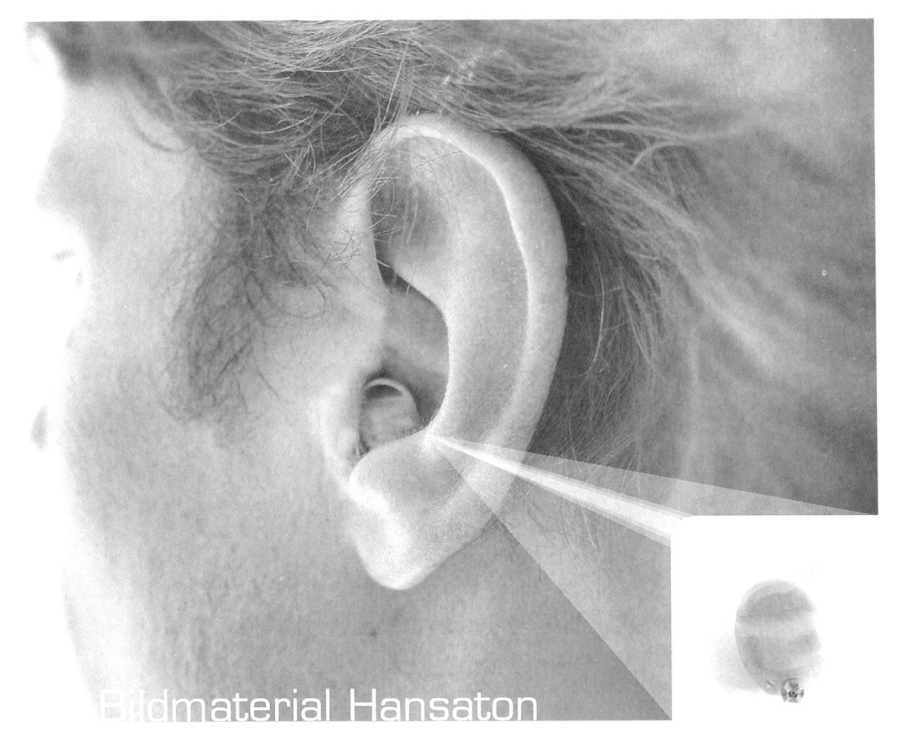

Abb. 11

der Gehörgang absolut frei bleibt, so dass das natürliche Hören, vor allem das Sprachverstehen im alltäglichen Umfeld, nicht eingeschränkt ist. Auch sollten sportliche Aktivitäten uneingeschränkt möglich bleiben. Auch sollten die Geräte als solche möglichst nicht wahrgenommen werden. Die Noiser sollen ja keine zusätzliche Belastung sein, sondern dazu beitragen, das eigene Leben wieder unbelastet und uneingeschränkt gestalten zu können.

Um dies zu erreichen, müssen die Geräte mit einer sehr weichen Tinnitusspange hinter dem Ohr getragen werden. Dabei wird der Schall über ein winziges Röhrchen in den Gehörgang geleitet (s. Abb. 13 auf der nächsten Seite).

Wenn der Gehörgang sehr groß ist, kann das Gerät sogar direkt im Gehörgang getragen werden (Abb. 11).

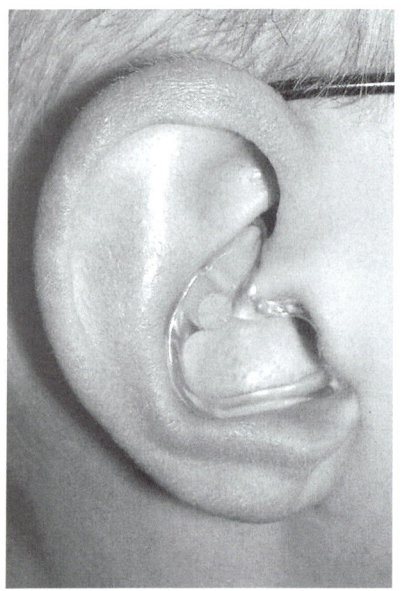

Sicherzustellen ist aber in diesem Fall, dass auch wirklich die Umgangssprache einwandfrei verstanden wird und dass der Tinnitus durch den evtl. zu engen Gehörgang nicht verstärkt wird.

Eine weitere Möglichkeit besteht darin, das Gerät in der oberen Falte des Ohres zu tragen (Abb. 12, 13).

Die Erfahrung hat inzwischen gezeigt, dass man eigentlich nur mit den kleinen, hinter den Ohren getragenen Geräten

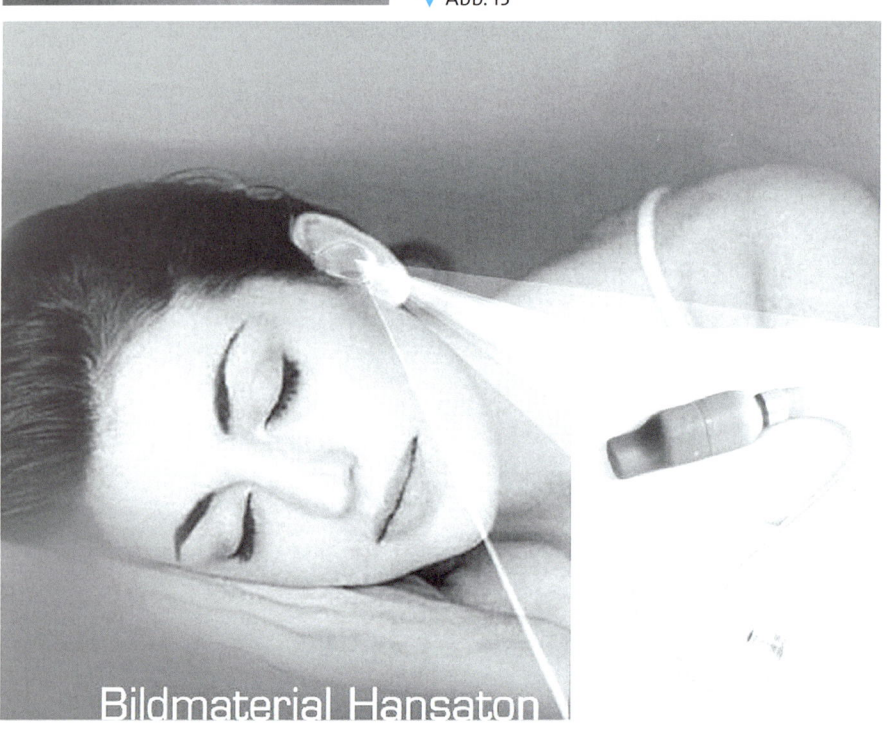

◄ Abb. 12
▼ Abb. 13

Bildmaterial Hansaton

schlafen kann. Die meisten kommen damit gut zurecht. Manche werden aber durch Druckstellen hinter dem Ohr oder durch das Herausfallen der Geräte aufgeweckt. In diesen Fällen sollten die Geräte nachts nicht getragen werden, denn dies steht natürlich einer Habituation entgegen. Es kann auch nicht Sinn der Sache sein, den wohltuenden und erholsamen Schlaf zu stören.

Wenn zum Tinnitus noch eine Schwerhörigkeit hinzukommt, kann man Hörgerät und Sanus-Noiser auch kombinieren. Diese Kombigeräte bedürfen einer besonders sorgfältigen Anpassung und Betreuung. Wichtig ist es auch in diesem Fall, dass der Hörakustiker den Teil des Ohrstückes, der in den Gehörgang führt, maximal weit konstruiert, damit der Tinnitus nicht durch den Verschluss des Gehörganges lauter wird.

Abb. 14 ▶

Als Kombigeräte stehen verschiedene Produkte zur Auswahl. Abbildung 14 zeigt ein Hörgerät, auf das während der TRT ein sogenannter »Aufsatzschuh« zur Erzeugung des rosa Rauschens aufgesteckt werden kann. Dieser wird je nach Situation und Fortschritt im Verlaufe der TRT auf- bzw. abgesetzt.

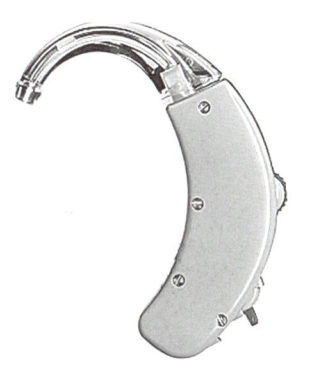

Welche Hörgerätetechniken kommen in Frage?

Wenn Sie zusätzlich zu dem Tinnitus eine Hörminderung bemerkt haben, dann reicht die Versorgung mit dem Noiser allein nicht aus. Denn wenn jemand schlecht hört, verschleiert der Noiser nur noch zusätzlich das ohnehin beeinträchtigte Hörvermögen. Daher muss in diesen Fällen der Noiser mit einem Hörgerät kombiniert werden. Auf diese Weise wird das lästige Ohrgeräusch weiterhin angenehm gedämpft, während gleichzeitig das Hörvermögen verbessert wird.

Die Folge ist ein doppelter Verbesserungseffekt und damit eine Steigerung der Lebensqualität, die schon vielen Tinnitus-Patienten mit Schwerhörigkeit enormen Auftrieb gegeben hat.

Der Vorteil von Hörgeräten liegt nicht zuletzt in der Vielfalt des Angebotes, so dass Sie sicher sein können, ein individuell optimales Gerät zu finden. Der folgende Überblick zeigt Ihnen, welche Auswahl Sie nutzen können und was die einzelnen Geräte auszeichnet.

Lineare Hörgeräte

Lineare Hörgeräte ermöglichen es dem oder der Träger/in – je nach Hörsituation –, die Lautstärke individuell nachzuregeln. Dies erfolgt mit einem Lautstärkeregler.

Bei Tinnitus-Betroffenen ist es wichtig, dieses Nachjustieren sehr, sehr sorgfältig zu dosieren, da es sonst häufig zu einem zwar kurzzeitigen, aber trotzdem äußerst unangenehmen Ansteigen des Tinnitus kommen kann.

Lineare Kompressionsgeräte

Hier kann die Lautstärkeregelung auch manuell nachgeregelt werden. Von besonderem Vorteil ist ein sogenanntes Kompressionssystem. Es sorgt dafür, dass harte und laute Schallereignisse durch entsprechende Geräteanpassung weicher und abgedämmter empfunden werden.

Tinnitus-Betroffene finden dies sehr angenehm. Bitte beachten Sie, dass sich die Möglichkeit eines plötzlichen Anstieges der Tinnitus-Lautstärke nicht ausschließen lässt.

Nichtlineare automatische Hörgeräte

Bei diesen Geräten werden schwache Schallsignale in der Verstärkung kräftiger angehoben, laute Schallereignisse werden vom Hörgerät selbstständig leiser gemacht und herabgeregelt. Von Vorteil ist also, dass eine manuelle Lautstärkeregelung hier entfallen kann, da die Geräte die jeweilige Verstärkungssituation selbstständig erkennen und sich entsprechend darauf einstellen.

Auch diese Geräte werden von Tinnitus-Betroffenen als angenehm empfunden.

Mehrkanalige Hörgeräte

Im Fall von Schwerhörigkeiten, bei denen der Tief- und Hochtonbereich des Gehörs unterschiedlich ist, erweisen sie sich als optimal. Im Tief- und Hochtonbereich kann die Regelung der Geräte unterschiedlich eingestellt werden – damit wird die Klarheit des Hörens verstärkt. Auch diese Geräte werden von den Tinnitus-Betroffenen gerne gewählt.

Hörgeräte mit Multi-Mikrofon-Technik

Dank dieser Geräte gelingt es, störende Geräusche in lauter Umgebung und in großen Gesellschaften problemlos zu unterdrücken.

Dadurch kommt es zu einem besseren Verstehen in Gruppensituationen und bei lauteren Umgebungsgeräuschen. Diese Wirkung wird im Allgemeinen von Tinnitus-Betroffenen ganz besonders geschätzt. Der Grund liegt auf der Hand: Diese Gruppe hat ja schon erhebliche Schwierigkeiten, Sprache zu verstehen, weil diese durch den Tinnituston immer zusätzlich verschleiert wird.

Digital programmierbare Hörgeräte

Durch eine Vielzahl von Einzelparametern können diese Geräte präzise der individuellen Hörfähigkeit angepasst werden.

Ähnlich wie bei linearen Geräten liegt der Nachteil für die Tinnitus-Betroffenen in einer möglichen Überforderung durch eine kurzfristige Übersteuerung des Geräts, die sich unangenehm auf den Tinnitus auswirken kann.

Digital arbeitende Geräte

Diese Geräte überprüfen ständig, in welcher Umgebung sich der Träger befindet, und passen ihre Einstellung automatisch daran an. Leise Geräusche werden dadurch lauter, Störgeräusche unterdrückt.

Diese Geräte werden von Tinnitus-Betroffenen am meisten geschätzt. Zum einen bieten sie den besten Schutz vor zu lauten Geräuschen. Zum anderen gelingt es ihnen, die Sprache am klarsten wiederzugeben, weil Störgeräusche einfach weggefiltert werden.

Frequenzverstärker

Hierbei handelt es sich um Geräte, die den Schall gezielt nur in ganz bestimmten Frequenzen verstärken. Es gibt diese Frequenzverstärker in allen technischen Ausführungen wie oben beschrieben.

Für Tinnitus-Betroffene haben sich diese Geräte bestens bewährt, weil der Schall nur in den Frequenzen verstärkt wird, die auch tatsächlich betroffen sind, also in denen schlecht gehört wird.

Bei den meisten Tinnitus-Betroffenen liegt der Tinnitus auch häufig in genau diesem Frequenzbereich, in dem schlecht gehört wird.

Mithilfe derartiger Frequenzverstärker wird das Gehör also genau in dem Frequenzbereich, in dem der Tinnitus sich befindet, optimiert. Ähnlich wie bei Noisern wird der Tinnitus »umspült«, das heißt, der Kontrast des Tinnitus-Geräusches zur Umgebung wird maßgeblich verringert (Abb. 8 auf Seite 80).

Welche alternativen Techniken Sie sonst noch nutzen können ...

Bedside-Noiser oder Soundsysteme

Diese Systeme produzieren verschiedene künstliche Geräusche, wie z.B. Regenrauschen, Meeresrauschen oder Bachgluckern, Säuseln des Windes, Herzschlag usw. Sie sind besonders für das Retraining in der Nacht geeignet. Denn damit wird das Tinnitusgeräusch umspült und gleichzeitig der Kontrast zu der relativen Stille der Nacht verringert. Das ist umso wichtiger und hilfreicher, als Tinnitus besonders nachts häufig als sehr störend empfunden wird, weil er zu erheblichen Schlafstörungen führen kann. So verhindert er oft ein problemloses Ein- oder Durchschlafen.

In Fällen, in denen Ein- und Durchschlafen ernsthaft gestört sind, ist ein speziell individuell ausgerichtetes Schlafcounselling angebracht. Außerdem ist es äußerst hilfreich, in diesen Situationen Wasser- oder Windgeräusche wahrzunehmen. Gerade stark Hyperakusis-Betroffene finden das eintönige Rauschen von Regen sehr angenehm. Erst im Laufe der Zeit ist es für viele Betroffene möglich, sich auf das sehr viel rhythmischere Meeresrauschen einzustellen.

Mit all diesen Naturgeräuschen können im Übrigen auch die Mitschläfer in der Regel gut schlafen, ohne dass es zu Um- oder Auszügen auf die »Couch« kommen muss. Gerade Regen empfinden fast alle Menschen als etwas Vertrautes. Die Lautstärke des Geräusches sollte wie bei Noisern gewählt werden. Um hier zu einer optimalen Einstellung zu finden, sollten Sie sich in jedem Fall mit Ihrem Hörakustiker beraten.

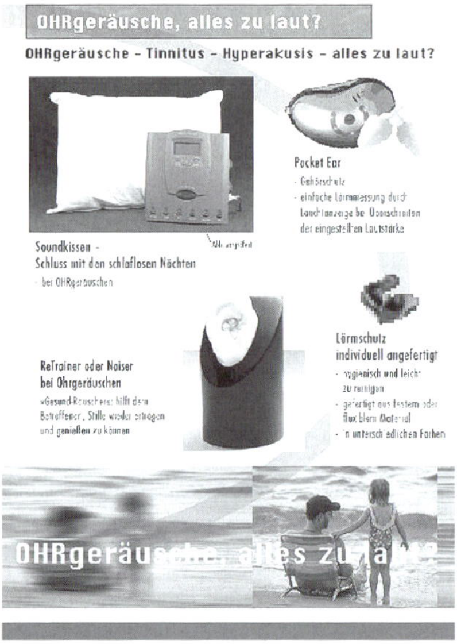

Tinnituskissen

Ein solches Kissen kommt in Frage, wenn Ihr Partner oder Ihre Partnerin Schwierigkeiten haben sollten, mit den Geräuschen des Bedside-Noisers zurechtzukommen. Gleiches gilt, wenn durch einen Hörverlust, der mit dem Tinnitus einhergeht, die Lautstärke des Bedside-Noisers stark erhöht werden muss, so dass der andere von der erhöhten Lautstärke gestört wird. Das Kissen wird in diesem Fall mit dem Bedside-Noiser/Soundsystem verbunden. Viele Tinnitus-Betroffene fühlen sich am wohlsten, wenn sie ein gleichbleibendes Geräusch direkt an ihren Ohren haben. Wenn also das Tragen von Noisern (siehe oben) wegen Druckstellen oder Ähnlichem nicht gelingt, kann das Kissen eine sehr gute Alternative darstellen.

Abb. 15

Zimmerspringbrunnen

Mit einem solchen Springbrunnen steht Ihnen eine gute Möglichkeit zur Verfügung, ebenfalls ein gleichmäßiges Geräusch zu erzeugen. Voraussetzung dafür ist, dass das Plätschern nicht als penetrant empfunden wird. Dazu könnte es kommen, wenn das Wasser aus zu großer Höhe fließt und/oder die Struktur des Steines, über den das Wasser fließt, zu grob ist. Bei manchen Springbrunnen stört das Brummen des Motors. Beim Kauf eines Springbrunnens sollte man sich deshalb den Brunnen nicht nur ansehen, sondern vor allem anhören. Sie sollten sich nicht scheuen, den Brunnen versuchshalber mit Wasser füllen und anstellen zu lassen, um herauszufinden, ob er alle notwendigen Voraussetzungen erfüllt. Auch Aquarienpumpen mit leichten Plätschergeräuschen können eine gute Alternative sein. Im Becken oder Eimer brauchen ja nicht unbedingt Fische zu schwimmen, wenn man diese nicht mag.

Musik und Entspannungsmusik

Dies ist eine weitere sehr gute Alternative. Erfahrungsgemäß benötigt man mehrere verschiedene Musikstücke: Schließlich hat kaum jemand Lust, sich ein und dasselbe Stück wieder und wieder anzuhören – selbst wenn es sich um ein »Lieblingsstück« handeln sollte. Bitte beachten Sie: Welche Musik Ihnen gerade besonders gut gefällt, hängt stark mit Ihren Stimmungen zusammen. An machen Tagen kann man bestimmte Musikstücke einfach nicht hören und dann lohnt es sich, andere und passendere zu wählen. Manchmal ist einem der Rhythmus zu schnell, dann wieder zu langsam. Deshalb ist es wichtig, dass Sie immer wieder Ihre persönliche Wahl treffen, um eine möglichst gute Wirkung zu erzielen. Im Übrigen hat die Erfahrung gezeigt, dass viele Tinnitus-Betroffene, aber vor allem Hyperakusis-Betroffene ganz sanfte und besonders ruhige Musik bevorzugen.

Lärmschutz

Hier ist die Beratung eines erfahrenen Hörakustikers besonders wichtig. Der Grund: Ein »Zuviel« kann sich für den Tinnitus/Hyperakusis-Betroffenen als ebenso schädlich erweisen wie ein »Zuwenig«.

Grundsätzlich empfiehlt es sich für Tinnitus/Hyperakusis-Betroffene genauso wie für gesunde Normalhörende, Lärmschutz in allen Situationen zu tragen, in denen der Lärm ein Innenohr-schädigendes Ausmaß annimmt. Die schädliche Lärmgrenze kann mit geringem Aufwand gemessen werden.

Dazu gibt es sowohl herkömmliche Lärmpegelmesser als auch ein System von sound-ear (Bezugsquellen siehe Anhang), mit dem sich dieser dB-Wert ermitteln lässt. Darüber hinaus lohnt es sich, sowohl in Discos, bei großen Musikveranstaltungen und in manchen Kinos mit sehr hohen Schallpegeln grundsätzlich Lärmschutz zu tragen. Denn wenn schon Normalhörende darüber klagen, dass es eindeutig zu laut sei, und sogar störende Hörgeräusche drohen, sollten Tinnitus/Hyperakusis-Betroffene dieser Gefahr erst recht Rechnung tragen und sich mit einem Hörschutz dagegen wappnen.

Wussten Sie dies schon? Es gibt viele Musiker und Zahnärzte, die unter Tinnitus leiden. Für diese gilt in jedem Fall, dass sie in Zukunft Lärmschutz tragen sollten. Für diese Berufsgruppen gibt es im Übrigen einen jeweils speziell entwickelten Lärmschutz, der auf die entsprechenden Musikinstrumente bzw. auf das notwendige Sprachverständnis beim Zahnarzt abgestimmt ist.

Gerade für Hyperakusis-Betroffene sollte der Lärmschutz nicht zu hoch gewählt werden. Sonst besteht die Gefahr, dass es den Betroffenen später nicht mehr gelingt, ihr Gehör wieder auf die normale Verarbeitung von Schallreizen zu trainieren.

In jedem Fall sollten diese Betroffenengruppen darauf verzichten, auch während der Nacht Lärmschutz zu tragen. Denn: Lärmschutz kann sowohl den Tinnitus als auch die Hyperakusis aktivieren, und damit besteht die Gefahr, dass bei zu intensiver Anwendung von Lärmschutz beide dadurch noch verschlimmert werden.

Deshalb der dringende Rat: Besprechen Sie unbedingt die Auswahl des Lärmschutzes mit Ihrem HNO-Arzt beziehungsweise Hörakustiker, denn eine falsche Anwendung von Lärmschutzmaßnahmen kann auch böse Folgen haben.

Psychologische Begleitung

Psychotherapie bei Tinnitus und Hyperakusis

Tinnitus ist eine der häufigsten Diagnosen in einer HNO-ärztlichen Praxis. Aus Untersuchungen geht hervor, dass ca. 35–40 Prozent der Bevölkerung in Industriegesellschaften Erfahrungen mit Ohrgeräuschen (Tinnitus) gemacht haben. Ein erheblicher Teil dieser Personen nimmt den Tinnitus ständig wahr (chronischer Tinnitus). Die Anzahl der Personen, die unter chronischem Tinnitus leiden, wird auf ca. zwei Millionen geschätzt. Für viele hat der Tinnitus den Stellenwert einer eigenständigen Erkrankung, die ihre Lebensqualität maßgeblich herabsetzt. In diesem Zusammenhang sei aber darauf hingewiesen, dass es sich bei der psychotherapeutischen Behandlung des Tinnitus nicht um die Therapie einer psychischen Krankheit handelt, sondern um die Behandlung von Begleit- und Folgesymptomen und möglicherweise Mitursachen des Tinnitus.

Die Betroffenen fühlen sich oft den Ohrgeräuschen hilflos ausgesetzt. Dieses Erleben von Ohnmacht, der Mangel an Kontrolle beeinträchtigen ihr emotionales Empfinden. Sie berichten oft von dem Gefühl der Hoffnungslosigkeit, depressiven Verstimmungen, Angstgefühlen, Reizbarkeit, Schlafstörungen. Viele Tinnitus-Betroffene haben das Gefühl, sich nicht mehr entspannen zu können, und äußern Konzentrationsschwierigkeiten aufgrund der Geräusche. Häufig entstehen dadurch Befürchtungen, den Anforderungen des täglichen Lebens, den Herausforderungen von Beruf und Familie nicht mehr gewachsen zu sein. Ein sozialer Rückzug mit Abbau der mitmenschlichen Kontakte kann eine weitere Folgeerscheinung sein. Der Tinnitus wird zu einem eigenen Stressfaktor, der zu höherer Anspannung führt, was wiederum die Ohrgeräusche verstärkt.

Die emotionalen Folgeerscheinungen des Tinnitus verstärken ihn also und machen ihn lauter, und je lauter der Tinnitus wird, desto gravierender werden wiederum die emotionalen Folgeerscheinungen: Ein Teufelskreis mit positiver Rückkopplung ist entstanden. Allein Schlafentzug kann den Tinnitus erheblich verstärken, und der verstärkte Tinnitus wiederum verschlimmert die Schlaflosigkeit.

Eine besondere Rolle in diesem Teufelskreis spielt dabei die ständige Aufmerksamkeitszuwendung auf den Tinnitus. Die Ohrgeräusche stehen im Zentrum der Aufmerksamkeit, des Denkens, der Wahrnehmung und werden so zum zentralen Gegenstand der Besorgnis und Befürchtungen der Betroffenen. Die Bewältigung der alltäglichen Aufgaben wird in erheblichem Maß eingeschränkt.

Auch die Psychologie und Psychotherapie, die sich zunehmend mit Therapiemöglichkeiten des Tinnitus beschäftigt und auseinandersetzt, versucht an diesem Punkt mit therapeutischen Maßnahmen einzugreifen. Durch die Minderung der emotionalen Folgeerscheinungen nämlich, durch die Auflösung dieses »Teufelskreises« lassen sich im Einzelfall erhebliche Verbesserungen des Gesamtbefindens der Betroffenen erreichen.

Eine direkte Psychotherapie des Tinnitus ist allerdings nicht erfolgversprechend, und psychotherapeutische Behandlungsversuche allein sind in der Vergangenheit selten gelungen. Das liegt – wie wir heute wissen – daran, dass der Tinnitus ein neurophysiologisches Problem darstellt, wobei falsche Gewichtungen der synaptischen Verbindungen im Bereich der zentralen Hörbahn entstanden sind.

Um in der Tinnitusbehandlung erfolgreich zu sein, gehören aber dennoch auch psychologische Beratung, Begleitbehandlung und Stressmanagement dazu. Das erlernte Stressmanagement wirkt sich positiv auf den Tinnitus selbst sowie auf alle seine Nebenwirkungen aus.

Tinnitusbedingte Ängste, Depressionen und Schlafstörungen, Aufmerksamkeits- und Konzentrationsstörungen, sozialer Rückzug, negative Selbstwahrnehmung sowie Verlust der Libido können vermindert und reduziert werden, und der Patient als Person kann dadurch positiv beeinflusst werden.

Der psychologische Ansatz bei der Behandlung des Tinnitus

Psychotherapeutische Maßnahmen

Die TRT wird vom HNO-Arzt in enger Zusammenarbeit mit einem Psychologischen Psychotherapeuten und einem Hörgeräteakustiker durchgeführt.

Der Tinnitus-Betroffene erlernt das Verständnis des neurophysiologischen Modells des Tinnitus.

Wenn sich auch eine direkte psychologische Behandlung des Tinnitus nicht anbietet, so ergeben sich aber wichtige Ansatzpunkte zur Kompensierung und Überwindung der Tinnitusbelastung. Das Vorgehen richtet sich nach einzelnen Behandlungsschwerpunkten oder Phasen, die unabhängig sein oder aufeinander aufbauen können.

Phase I

- Kontaktaufnahme
- Problembereiche aufschlüsseln / Belastung durch den Tinnitus
- Belastung durch falsche Attribution / negative Selbstwahrnehmung
- Emotionale Stabilisierung, um den Ausbruch aus dem Teufelskreis Anspannung/Stress zu gewährleisten
- Erlernen von Entspannungstechniken
- Habituationsförderung

Phase II

- Praktische Interventionen individuell unterstützen / Reihenfolge mit Patient festlegen
- Finden von Ressourcen und Lösungen
- Aufmerksamkeitsumlenkung
- Ausbruch aus dem Teufelskreis Schlafstörungen/Ängste/Depressionen
- Anpassung an die Erkrankung

Phase III

- Hilfe zur Selbsthilfe geben
- Eigene Bedürfnisse, Gefühle, Gedanken besser erkennen können und damit umgehen
- Zusammenhangsklärung zwischen Kognitionen, Emotionen, Verhalten und physiologischen Vorgängen
- Stressmanagement
- Rückfallprophylaxe

Jeder Betroffene kann die psychotherapeutischen Unterstützungsangebote für sich in Anspruch nehmen.

Psychotherapeutisch orientierte Behandlungsverfahren bei Tinnitus: Eine Übersicht

Entspannungsmethoden

Entspannungsverfahren unterstützen wirksam das Stressmanagement, vermitteln ein Gefühl von Wohlbefinden und stabilisieren die emotionale Befindlichkeit. Durch gezielte Entspannung finden kardiovaskuläre (Herz und Gefäße betreffende) Veränderungen statt, vor allem eine Gefäßerweiterung in den äußeren Kapillaren und damit auch in den Haarzellen des Innenohres. Somit tragen Entspannungsverfahren auch in Akuttherapie zur Durchblutungsförderung bei und reduzieren gleichzeitig das Stressniveau des Übenden. Dadurch wird auch eine Grundlage zur Habituation geschaffen.

Als klassische Methoden der Entspannungsverfahren gelten beispielsweise Techniken wie

- progressive Muskelrelaxation (PMR) nach Jacobson,
- das autogene Training,
- Bio-Feedback
- sowie Meditationstechniken wie Yoga, Hypnose und
- ergänzende und erweiternde Verfahren wie Musik- und Klangtherapie, Körpertherapie nach Feldenkrais und Tai Chi.

PMR nach Jacobson

Stressreize führen neben der seelischen Belastung (Sorgen, Aufregung, Unruhe etc.) auch zur körperlichen Anspannung (Erhöhung von Pulsschlag, Atmung, Blutdruck und Muskelspannung). Hält dieser Zustand über längere Zeit an, so bleiben die körperlichen und seelischen Reaktionen auf hohem Niveau, was zur Überlastung führt. Die PMR ist leicht zu erlernen. Ihr Ziel ist es, die körperlichen und seelischen Stressreaktionen abzubauen und sich damit auch emotional zu stabilisieren. Durch das Erlernen der progressiven Muskelentspannung nach Jacobson wird eine Entspannungstechnik vermittelt, die leicht zu erlernen ist, in ihrer Wirksamkeit wissenschaftlich überprüft ist und es dem Betroffenen in relativ kurzer Zeit ermöglicht, einen tiefen, wohltuenden Entspannungszustand herbeizuführen. Dies reduziert das Stressniveau des Übenden und wirkt sich positiv auf die Habituation aus.

Das in den USA in den zwanziger Jahren von Dr. Edmund Jacobson entwickelte, muskulär ansetzende Entspannungstraining (progressive Muskelrelaxation = fortschreitende, zunehmende Entspannung) ist neben dem autogenen Training das am weitesten verbreitete und am besten erforschte Entspannungsverfahren.

Bei dieser Entspannungstechnik sind keine mentalen Vorstellungen und keine Vorübungen notwendig, wie z. B. beim autogenen Training. Die progressive Muskelentspannung mit ihren intensiven Muskelanspannungen und der nachfolgenden »tiefen« Entspannung zielt auf eine schnellere physische Wiederherstellung und die Behebung psychischer Störfaktoren.

Diese Methode basiert auf einem Rückkopplungsprinzip zwischen Körper und Psyche. Durch die PMR soll der Übende im Laufe der Zeit ein Gefühl für seinen Anspannungszustand bekommen, um dann über gezielte Maßnahmen entspannen zu können. Hierzu ist das Erlernen einer tiefgehenden Muskelentspannung nötig. Durch das Entspannen von Muskelpartien lernt der Betroffene auch einen ökonomischen Umgang mit seiner persönlichen Energie und kann somit Überforderungen erkennen und vermeiden. Den Stressreaktionen des Körpers kann hier aktiv entgegengewirkt werden, außerdem entsteht ein verbessertes Körpergefühl und Körperbewusstsein.

Viele Tinnitus-Betroffene setzen PMR auch bei Schlafstörungen ein. Der oft lang angestaute Ärger und die Aufregung über das Nicht-schlafen-Können kann durch das Einsetzen der Methode unterbrochen werden, und ein Entspannungszustand tritt schon nach wenigen Minuten ein. Ein- und Durchschlafschwierigkeiten können so reduziert werden.

Autogenes Training

Das autogene Training (AT) ist eine weitere sehr bekannte und verbreitete Entspannungsmethode. Dieses Verfahren wurde von Prof. Johannes H. Schultz entwickelt. Es basiert auf dem Prinzip der Autosuggestion, das heißt einer Art kontrollierbare Selbsthypnose. Das AT ist eine weit verbreitete Methode der Entspannung und der Behandlung von psychosomatischen Störungen. Hierzu gehören Überbelastung, berufliche Überforderung, Unruhe, allgemeine Nervosität und ähnliche Symptome. Es geht nicht darum, sich in Trance zu versetzen, sondern zu lernen, stufenweise und bei beständiger Selbstkontrolle gezielt zur Ruhe zu kommen und zu entspannen.

Hypnotherapie

Hypnose ist eine der ältesten Methoden in Medizin und Psychotherapie. Die Hypnotherapie ist ein seriöses psychotherapeutisches Verfahren. Der Patient wird in einen tief entspannten Bewusstseinszustand mit erhöhter Beeinflussbarkeit (Suggestibilität) versetzt. In diesem Zustand sind psychische und körperliche Funktionsweisen verändert und der Patient kann erlernen, sich von negativen Denkschemata zu lösen und sich gesunden und heilsamen Schemata zuzuwenden. Der Patient erarbeitet sich unter Anleitung eines Therapeuten eine für ihn individuelle Imagination, die eine Distanzierung von den Ohrgeräuschen mit Aufmerksamkeitsumlenkung beinhaltet beziehungsweise das Erleben des Tinnitus manipuliert. Der Zugang zu solchen Prozessen auf körperlicher, emotionaler und kognitiver

Ebene ist im hypnotisierten Zustand verbessert. Dadurch wird der therapeutische Nutzen klar.

Im hypnotisierten Zustand sind auf unbewusstem Niveau tiefere Erfahrungs- und Erlebnisebenen zugänglich, die im Wachzustand blockiert und therapeutisch schwer zu ändern sind. Die Verwendung bestimmter Begriffe und Sprachmuster sowie ständig wiederholte direkte oder indirekte Beeinflussung durch den Therapeuten bewirkt eine Ausrichtung der Aufmerksamkeit des Patienten auf bestimmte sichtbare, hörbare, fühlbare Reize und/oder innere Bilder, die sich mit einer positiven Beeinflussung des Tinnituserlebens beschäftigen.

Im Rahmen der Therapie können körperliche Prozesse (z.B. Auslösen einer Entspannungsreaktion oder Erhöhung der Durchblutung etwa durch die Vorstellung weit aufgedrehter Ventile in den Blutgefäßen) beeinflusst werden. Im hypnotisierten Zustand hat der Patient Zugang zu den eigenen unbewussten, »verschütteten« positiven Erinnerungen und Erlebnissen, die er für die Lösung seiner Probleme nutzen kann. Er hat Zugang zu verdrängten seelischen Konflikten, und das Unbewusste wird also für neue Problemlösungen mit einbezogen.

Körpertherapie nach Feldenkrais

Begründet wurde diese Methode durch Moshe Feldenkrais aus der Not heraus, nach einer Knieverletzung nicht mehr ausreichend in Bewegung zu kommen. Er entwickelte daraufhin den Ansatz, durch Körpererfahrung zu mehr Körperbewusstsein zu kommen.

Gerade für Menschen mit einem großen Tinnituskopf, aber auch für Menschen mit Schwindel und Unsicherheit sind die Feldenkrais-Übungen besonders geeignet. Durch präzise strukturierte Bewegungsabläufe und verbale Erläuterungen wird dem Patient ein intensives Körperbewusstsein vermittelt. Der Kreativität und Spontaneität sind bei der Auswahl und Durchführung der Körperübungen keine Grenzen gesetzt. Die neugefundene Bewegungsfreiheit löst chronische Muskelverspannungen und vermindert

Schmerzen. Sie trägt zum allgemeinen körperlichen und psychischen Wohlbefinden bei.

Bio-Feedback

Durch Bio-Feedback lassen sich physiologische Prozesse, die von den Sinnesorganen nicht oder nur ungenau registriert werden, der bewussten Wahrnehmung zugänglich machen. Spezielle Geräte erfassen feinste Muskelaktionen (EEG-Bio-Feedback) und wandeln den Messwert dann in den Ton um, der je nach Spannungszustand eine bestimmte Frequenz hat. Weitere physiologische Funktionen, mit denen häufig gearbeitet wird, sind Hautwiderstand, Temperatur, Atemfunktion, Herzfrequenz, Durchblutung usw. Der Patient nimmt den Übergang von An- zu Entspannung bzw. umgekehrt unmittelbar als Veränderung der Tonhöhe wahr und kann somit Zusammenhänge zwischen körperlichen Vorgängen und Gefühlen oder Gedanken kennen lernen. Konzentriert sich der Patient während der Bio-Feedback-Sitzung auf die Instruktionen und den körperlichen Entspannungszustand, wird er die Ohrgeräusche weniger beachten. Dabei wird die Überzeugung kommen, dass der Tinnitus kontrollierbar ist, und das Gefühl der Hilflosigkeit wird abnehmen. Die damit erreichbare emotionale Ausgeglichenheit wird dazu beitragen, dem Tinnitus gegenüber gelassener zu werden, was die subjektive Lautheit reduzieren kann.

Tai Chi

Tai Chi setzt ebenfalls auf langsame Bewegungen. Auch ohne fernöstlichen Hintergrund ist es unserer Erfahrung nach bestens für Tinnitus-Betroffene geeignet zur Förderung der bewussten Wahrnehmung von Körpergefühlen und Sinnesreizen. Dabei ermöglichen die Übungen ein Wieder- oder Neufinden der Körperbalance in der Bewegung. Weiterhin vermittelt sie ohne verstandesgemäße Verkrampfung, dass Körper, Geist und Seele zusammengehören. Sie bewirkt damit oft, dass Menschen sich selber besser annehmen können.

Yoga

Yoga ist eine aus Indien stammende, jahrhundertealte, philosophisch-religiöse Lehre, die im Westen erst in den fünfziger Jahren des vorigen Jahrhunderts Verbreitung fand. Es gibt verschiedene Arten des Yoga, die man erlernen kann, hier kommt es vor allem auf die Ausbildung des Yoga-Lehrers an. In der Praxis ergeben sich vor allem Körper- mit Atemübungen kombiniert. Für Tinnitus-Betroffene sind vor allem die weniger energetischen Übungen des Yoga zur Entspannung, Entwicklung von Körperbewusstsein und der allgemeinen Ausgeglichenheit geeignet.

Musik- und Klangtherapie

Das Wissen, dass Klänge eine heilende Wirkung auf den Menschen ausüben, ist so alt wie die Menschheit. Im Zuge des Interesses an dem Wissen und der Weisheit der alten Kulturen kam es ebenfalls zu einer Wiederentdeckung der heilenden Wirkung, die Musik bzw. Klänge auf unser Leben haben. Die Wirkung von Klängen auf die menschliche Psyche ist sehr bedeutend, denn bereits im Mutterleib registrieren die Ohren Geräusche und lernen, die Stimme der Mutter von der anderer Personen zu unterscheiden. Schon Embryos wissen das Gehörte richtig einzuordnen, ob es angenehm oder unangenehm ist, oder gar gefährlich. Bereits im Alter von vier bzw. fünf Monaten reagieren Ungeborene differenziert auf Musik. Bestimmte Lieder wirken beruhigend, während andere die Babys zu strampelnden Bewegungen motivieren. Musik und Klänge vermitteln Gemeinschaft, Zusammengehörigkeit, auch Zuneigung und emotionale Zuwendung. Musik stellt ein Mittel dar, seinen Gefühlen Ausdruck zu verleihen, viel unmittelbarer und tiefer, als Worte es je könnten. Lieder bzw. Klänge vermögen das verstandesmäßige, logische, analytische Denken zu umgehen und sich direkt zu unseren tieferliegenden Gefühlen Zugang zu verschaffen. Musik ist so in der Lage, Erinnerungen wiederzubeleben, bestimmte entlastende Ereignisse ins Gedächtnis zu rufen, zum Träumen anzuregen oder dem Hörer höhere geistige bzw. religiöse Dimensionen zu erschließen.

Klänge sind auch in der Lage, das Bewusstsein des Hörenden in die eine oder andere Richtung zu beeinflussen. Diesen Effekt kann man sich bei der unterstützenden Behandlung von Tinnitus zu Nutze machen.

Bei dem Hören von Klängen wird der Körper bzw. Hörapparat in Schwingungen versetzt und das Innere des menschlichen Organismus auf zarte Weise massiert. Diese Wirkungsweise ist unabhängig von der momentanen Stimmung eines Menschen und wird nicht durch seinen individuellen Geschmack beeinflusst. Der Körper ist lediglich ein Resonanzboden für die auf ihn treffenden Klänge. Verschiedene Forscher gehen davon aus, dass jedes Organ und jedes Gewebe im menschlichen Körper schwingt und seine ganz individuelle Frequenz besitzt. Krankheit kann darauf hindeuten, dass die Schwingungen an einer bestimmten Stelle gestört bzw. blockiert sind. Versetzt man die betreffenden Bereiche durch Klänge in Vibration, stimuliert man diesen, und die entsprechenden Körperteile können zu ihrer harmonischen Frequenz zurückkehren.

Kognitive Verhaltenstherapie

Der Tinnitus ist häufig mit Befürchtungen und Besorgnissen verknüpft, die als Bedrohung der Gesundheit, der Lebensqualität, ja sogar des Lebenssinns empfunden wird. Der Patient soll lernen, seine Einstellung gegenüber Symptomen im Hinblick auf sein Verhalten zu ändern. Die von Beck und Ellis beschriebenen kognitiven Therapieansätze erweisen sich allerdings besonders in der Behandlung von depressiven Störungen als wirksam.

Aber auch in der Tinnitus-Therapie sind kognitive Elemente unverzichtbar. Gerade die Erläuterung des neurophysiologischen Modells von Jastreboff muss kognitiv – also durch Nachdenken, Verstehen und Erkennen – erfolgen. Gerade auf der Basis dieses neurophysiologischen Modells kann erklärt werden, wie die negativen Gedanken, Assoziationen und Ängste über die Folgen des Ohrgeräusches entstehen, wie das Gefühl der Ohnmacht, der Verlust an willentlicher Kontrolle zustande kommen kann. Das Gefühl, dem Tinnitus hilflos ausgeliefert zu sein, trägt in entscheidendem Maß zur Aufrechterhaltung des Teufelskreises bei. Dieser muss aber durchbrochen werden. Die massiv negativen Bewertungen (oft auch dem Betroffenen nicht bewusst) verstärken die Beschwerden. Hilfreich und dagegen wirksam ist es, nützliche und der Situation angemessene Bewertungen, Einschätzungen, Einstellungen und Gedanken zu finden. Voraussetzung hierfür ist die Hinterfragung der bisherigen dysfunktionalen Gedanken, Bewertungen und Überzeugungen hinsichtlich der Ohrgeräusche auf der Basis des neurophysiologischen Modells von Jastreboff.

Diese wissenschaftlich begründeten Techniken im Rahmen der kognitiven Verhaltenstherapie sind nicht nur im Zusammenhang mit dem Tinnitus überaus bedeutsam, sondern entfalten auch in anderen Bereichen des persönlichen Lebens der Betroffenen eine sehr positive Wirkung.

Aufmerksamkeitslenkung

Der Tinnitus kann als so quälend erlebt werden, dass die Aufmerksamkeit ganz auf das Ohrgeräusch gerichtet ist und somit mehr und mehr das Denken und die Gefühle beherrscht. Die Wahrnehmung von anderen (positiven) Dingen in der Umwelt kommt nur noch wenig oder gar nicht mehr zustande. Häufig hat dies zur Folge, dass Aktivitäten, die früher Spaß machten, nur noch reduziert oder gar nicht mehr durchgeführt werden. Dies ist für die Habituation sehr hinderlich.

Bei der Aufmerksamkeitslenkung geht es darum, sich aktiv Strategien anzueignen, die die Aufmerksamkeit auf etwas anderes als den Tinnitus lenken, auf andere Sinnesqualitäten und auf einen anderen Kontext. Damit können die Ohrgeräusche in den Hintergrund gebracht werden, und ihre Bedeutsamkeit und ihr Anteil am Gesamterleben wird reduziert.

Problemlösungsstrategien

Häufig wird der Tinnitus in Belastungssituationen verstärkt wahrgenommen. Auf dem Hintergrund einer individuellen Problemanalyse werden Strategien zur Problemlösung für solche Situationen entwickelt. Erlernt wird auch die Anwendung eines Problemlösungsschemas, das auch auf andere Bereiche übertragen werden kann.

Stressmanagement

Jede Stresssituation erfordert eine angepasste Methode, um sie entsprechend zu verarbeiten. Vor dem biografischen Hintergrund des Betroffenen werden die individuellen Stressoren herausgearbeitet, die bisherigen, häufig unzulänglichen Stressbewältigungsmöglichkeiten eruiert, auf ihre Wirksamkeit überprüft und hinterfragt. Ziel ist die Entwicklung eines individuellen Repertoires an (neuen) Bewältigungsmöglichkeiten. Im Rahmen des Stressmanagements geht es um die Fragen der eigenen Bedürfnisse und Wünsche, des Leistungsanspruches, des Erkennens von Grenzen der Belastbarkeit und um Lösungsstrategien.

Die erarbeiteten Möglichkeiten im Rahmen des Stressmanagements wirken sich auch positiv im Sinne einer Reduzierung der Folgewirkungen des Tinnitus, wie depressive Verstimmungen, Ängste, Schlafstörungen und erhöhte Anspannung, aus.

Schlafcounselling

Tinnitus-Betroffene leiden häufig unter Schlafstörungen, besonders Einschlafstörungen, aber auch Durchschlafstörungen. In dem Zusammenhang mit den Schlafstörungen steht häufig die mentale Beschäftigung mit dem Tinnitus, Befürchtungen und Grübeln über die Folgen der Schlaflosigkeit. Eine diagnostische Abklärung (in Verbindung mit einem Arzt) sollte erfolgen.

Die persönlichen Schlafgewohnheiten können auch infolge von Schlafstörungen so verändert sein, dass die Schlafprobleme weiterhin bestehen bleiben. Es besteht dann die Notwendigkeit, die Bedingungen dahingehend zu verändern, dass sie schlafförderlich sind (»Schlafhygiene«).

Einzelsitzungen

Ob die Psychotherapie als Einzelsitzung oder in der Gruppe durchgeführt wird, ist eine Frage der Art und der Schwere der Erkrankung und nicht zuletzt der persönlichen Ressourcen. Bei einer akuten Tinnitus-Krise erhält der Betroffene kurzfristig Termine für Einzelgespräche, bis zu zehn Sitzungen. Maßnahmen, auf die eingegangen werden soll, sind Alltagsstrukturierung, Informationsvorgabe, Stressbewältigung, kognitive Verlagerung der Aufmerksamkeit und Problemlösestrategien.

Gruppentherapie

Eine Gruppentherapie kommt bei Tinnituspatienten nur in besonderen Zusammenhängen zum Einsatz, denn immer ist es die ganz individuelle Situation, das ganz private Lebensdrama, das bearbeitet und aufgelöst werden muss.

Lediglich für Informationsveranstaltungen oder die Vermittlung allgemeiner verhaltenstherapeutischer Methoden lässt sich eine Gruppentherapie in Zusammenhang mit Tinnitus sinnvoll einsetzen. Es muss dabei dringend vermieden werden, dass die Patienten sich in ihrer Betroffenheit noch gegenseitig aufschaukeln und im Sinne eines negativen Counselling den Tinnitus verstärken.

Psychotherapeutisch orientierte Behandlungsverfahren bei Hyperakusis, Misophonie, Phonophobie

Mit Hyperakusis wird eine Geräuschüberempfindlichkeit bezeichnet, die sehr häufig mit einem Tinnitus einhergeht. Die Betroffenen sind oftmals normalhörig, erleben aber schon relativ leise Geräusche, wie z.B. das Geräusch einer Klimaanlage, das Rauschen eines Computers oder das Rascheln von Zeitungspapier beim Umblättern als unangenehm bis quälend. Als Ursache wird vor allem eine Fehlprogrammierung des zentralen neuronalen Netzwerkes der Hörbahn angenommen, das sind also die gleichen Strukturen, die auch am Zustandekommen von Tinnitus beteiligt sind.

Therapie der Hyperakusis

Gegenwärtig stellt die TRT die einzige erfolgversprechende Behandlungsmethode gegen Hyperakusis überhaupt dar. Auch hier – wie bei Tinnitus – ist die psychologische Begleittherapie von größter Bedeutung, auch wenn eine direkte Psychotherapie der Hyperakusis aufgrund des Entstehungsmechanismus und der zugrundeliegenden Pathophysiologie nicht sinnvoll erscheint.

Phonophobie

bezeichnet die Überempfindlichkeit auf bestimmte, mit negativen Erfahrungen verbundene Geräusche, die nicht unbedingt sehr laut sein müssen (z.B. Computerlüfter, Schulhoflärm etc.). Kommt es hierbei zu erheblichen vegetativen Beschwerden (wie z.B. Schwitzen, Herzrasen, Übelkeit u.a.) bis hin zu Panikattacken, kann von einer »Phonophobie« gesprochen werden. Ziel der Behandlung ist hier die schrittweise Wiederheranführung an die Geräusche, die häufig vermieden werden. Dabei ergeben sich gute bis sehr gute Behandlungserfolge, vor allem durch den Einsatz der Noiser, die eine schrittweise Anhebung der Unbehaglichkeitsschwelle erlauben.

Misophonie

Unter Misophonie verstehen wir die abnorm starke Reaktion des vegetativen und Limbischen Systems auf ganz bestimmte akustische Signale, die infolge verstärkter Verbindung zwischen dem Hörsystem und dem Limbischen System zustande kommen kann. Das kann von einer negativen Bewertung bis zur ausgeprägten Abneigung (Hass) gegenüber Geräuschen gehen. Diese Geräusche, die eine Misophonie erzeugen, werden unwillentlich und im Bereich des unbewussten Nervensystems mit negativen Emotionen wie Abneigung, Unbehaglichkeit und Angst versehen und bewertet. Eine spezielle Art von Misophonie, wenn Angst dazukommt und eine Rolle spielt, ist die Phonophobie.

Die TRT in der Praxis

Organisation und Zeitplanung einer ambulanten TRT

Vor Beginn einer TRT ist die gründliche Untersuchung aller heute bekannten Faktoren, die zu Tinnitus, Hyperakusis oder Misophonie führen können, erforderlich. Zur Ursachenforschung in der dafür spezialisierten HNO-Praxis gehören unter anderem:

- Eine gründliche Audiometrie
- Messung der Hörfähigkeit für Töne bis 16.000 HZ (Hochtonaudiometrie)
- Impedanzmessung
- Mittelohrreflexe
- Tinnitus-Analyse
- Tinnitus-Vertäubung (MML)
- Pitch-match (Frequenzanalyse, Lautheitsanalyse)
- Unbehaglichkeitsschwelle (LDL)
- OAE und DPOAE
- Metz Rekruitment (nicht bei Verdacht auf Hyperakusis)
- BERA
- ENG
- MRI
- Tinnitus-Fragebogen
- Symptom Checklist SCL 90-R
- Strukturiertes Tinnitus-Interview STI
- Diagnostisches Interview für psychische Störungen DIPS
- Biografische Anamnese

Bei Verdacht auf Hyperakusis, Phonophobie oder Misophonie:
- Strukturiertes Interview mit Erfassung der einzelnen relevanten Wahrnehmungsparameter
- Symptom Checklist SCL 90-R
- Strukturiertes Tinnitus-Interview STI
- Diagnostisches Interview für psychische Störungen DIPS
- Biografische Anamnese
- Zum Ausschluss anderer relevanter Krankheitsbilder als möglicher Ursache des Tinnitus gegebenenfalls Überweisung an andere Fachärzte, z.B.:
  - Internist
  - Orthopäde
  - Radiologe
  - Neurologe

Danach: Zusammenfassung der verschiedenen Untersuchungsergebnisse und Planung und Einleitung weiterer diagnostischer oder therapeutischer Maßnahmen, ggf. Indikationsstellung zur TRT:

- Eingehende Erläuterung der Befundergebnisse mit dem Patienten
- Erläuterung des TRT Konzeptes, Vorbesprechung

Beginn der TRT: Kategorisierung nach Jastreboff

Leichter Tinnitus

Direktives Counselling, mindestens ca. **1–6** Stunden, ggf. mehr, in mehreren Sitzungen durch den für TRT ausgebildeten HNO-Arzt
- Erläuterung des neurophysiologischen Modells bezogen auf den individuellen Fall
- Einbindung des Betroffenen in den Therapieverlauf

- Evtl. Aufklärung und Einbeziehung der Angehörigen in das Therapiekonzept
- Besprechung der weiteren Anwendung einzelner Elemente der TRT
- Planung der Schallbehandlung im Einzelfall
- Evtl. Stressmanagement
- Evtl. Erlernen von Entspannungstechniken
- Evtl. Wahrnehmungsumlenkungstraining
- Evtl. spezielles Schlafcounselling
- Erörterung von Lärmschutzmaßnahmen
- Befundbesprechung mit dem nichtärztlichen Psychologen
- Wiedervorstellungsplanung und Verlaufskontrollen

Beim spezialisierten Psychologen
- Falls erforderlich oder gewünscht, wird ein individuelles Konzept für die Begleittherapie bei jedem einzelnen Betroffenen erarbeitet, einschließlich möglicher Entspannungstechniken, Verhaltenstherapie, kognitiver Therapie oder tiefenpsychologisch fundierter individueller Tinnitus-Therapie (ITT)

Schwerer Tinnitus

Direktives Counselling, mindestens ca. 1–6 Stunden, ggf. mehr, in mehreren Sitzungen durch den für TRT ausgebildeten HNO-Arzt
- Erläuterung des neurophysiologischen Modells bezogen auf den individuellen Fall
- Einbindung des Betroffenen in den Therapieverlauf
- Evtl. Aufklärung und Einbeziehung der Angehörigen in das Therapiekonzept
- Erfassung des Tinnitus im Tinnitus-Fragebogen
- Bei hochakuter Krise ggf. Indikationsstellung zur stationären Aufnahme des Betroffenen in eine Tinnitus-Klinik
- Besprechung der weiteren Veranlassung einzelner Elemente der TRT

- Besprechung der technischen Helfer: Sanus-Noiser, Sleep-Noiser, Bedside-Noiser usw.
- Anreicherung der Umweltgeräusche
- Besprechung, welche Geräusche am besten für diesen Fall geeignet sein könnten
- Evtl. Stressmanagement
- Evtl. Erlernen von Entspannungstechniken
- Evtl. Wahrnehmungsumlenkungstraining
- Evtl spezielles Schlafcounselling
- Evtl. Planung für Geräte, die zum Schlafen geeignet sind
- Hinweis auf Lärmschutzmaßnahmen
- Befundbesprechung mit dem nichtärztlichen Psychologen
- Befundbesprechung mit dem spezialisierten Hörakustiker
- Wiedervorstellungsplanung individuell je nach Situation, wöchentlich bis monatlich, nach einem Jahr 3-Monatsabstand, kann aber stark abweichen, wenn es der Einzelfall erfordert

Beim spezialisierten Psychologen
- Hier wird ein individuelles Konzept oder Teilnahme an Gruppensitzungen besprochen
- Falls erforderlich oder gewünscht, wird ein individuelles Konzept für die Begleittherapie bei jedem einzelnen Betroffenen erarbeitet, einschließlich möglicher Entspannungstechniken, Verhaltenstherapie, kognitiver Therapie oder tiefenpsychologisch fundierter individueller Tinnitus-Therapie (ITT)

Bei dem auf TRT spezialisierten und dafür ausgebildeten Hörakustiker
- Audiologisches Vorgespräch
- Fragebogen
- Speziell strukturiertes individuelles Tinnitus-Interview
- Audiologische Messungen wie:
- Hörschwelle des therapeutischen Rauschens
- MML

- MTT
- Lautheitsempfinden
- Tonheitsempfinden
- LDL
- Ohrabdrucknahme
- Erläuterung der Versorgungs-Technik mit Instrumenten auf der Grundlage des neurophysiologischen Modells
- Vorstellung der verschiedenen Geräte, Sanus-Noiser, Sleep-Noiser, Bedside-Noiser, Bauformen, Trageweisen
- Evtl. Planung für Geräte, die zum Schlafen geeignet sind
- Lärmschutzmaßnahmen
- Einweisung in die Handhabung der Geräte
- Einweisung in die Einstellung des Geräuschpegels
- Nachkontrolle
  - Nach 1 Woche
  - Nach 2 Wochen
  - Nach 4 Wochen
- Wiedervorstellungsplanung
  - 3, 6, 9, 12, 18 Monate

Tinnitus plus Hörverlust

Direktives Counselling, mindestens ca. 1–6 Stunden, ggf. mehr, in mehreren Sitzungen durch den für TRT ausgebildeten HNO-Arzt
- Erläuterung des neurophysiologischen Modells bezogen auf den individuellen Fall
- Einbindung des Betroffenen in den Therapieverlauf
- Evtl. Aufklärung und Einbeziehung der Angehörigen in das Therapiekonzept
- Erfassung des Tinnitus im Tinnitus-Fragebogen
- Bei hochakuter Krise ggf. Indikationsstellung zur stationären Aufnahme des Betroffenen in eine Tinnitus-Klinik

- Besprechung der weiteren Veranlassung einzelner Elemente der TRT
- Besprechung der technischen Helfer: Sanus-Noiser, Bedside-Noiser, Sleep-Noiser, Kombigeräte, Hörgeräte, Frequenzverstärker usw.
- Anreicherung der Umweltgeräusche
- Besprechung, welche Geräusche am besten für diesen Fall geeignet sein könnten
- Evtl. Stressmanagement
- Evtl. Erlernen von Entspannungstechniken
- Evtl. Wahrnehmungsumlenkungstraining
- Evtl. spezielles Schlafcounselling
- Evtl. Planung für Geräte, die zum Schlafen geeignet sind
- Hinweis auf Lärmschutzmaßnahmen
- Befundbesprechung mit dem nichtärztlichen Psychologen
- Befundbesprechung mit dem spezialisierten Hörakustiker
- Wiedervorstellungsplanung individuell je nach Situation, wöchentlich bis monatlich, nach einem Jahr 3-Monatsabstand, kann aber stark abweichen, wenn es der Einzelfall erfordert.

Beim spezialisierten Psychologen
- Hier wird ein individuelles Konzept oder Teilnahme an Gruppensitzungen besprochen
- Falls erforderlich oder gewünscht, wird ein individuelles Konzept für die Begleittherapie bei jedem einzelnen Betroffenen erarbeitet, einschließlich möglicher Entspannungstechniken, Verhaltenstherapie, kognitiver Therapie oder tiefenpsychologisch fundierter individueller Tinnitus-Therapie (ITT)

Bei dem auf TRT spezialisierten und dafür ausgebildeten Hörakustiker
- Audiologisches Vorgespräch
- Fragebogen
- Speziell strukturiertes individuelles Tinnitus-Interview
- Audiologische Messungen wie:
- Hörschwelle des therapeutischen Rauschens

Organisation und Zeitplanung einer ambulanten TRT

- MML
- MTT
- Lautheitsempfinden
- Tonheitsempfinden
- LDL
- Sprachaudiogramm
- Sprachaudiometrie im freien Schallfeld
- Vergleichende Messungen mit und ohne Hörgeräte/Frequenzverstärker oder Kombigeräte im freien Schallfeld
- Besprechung der technischen Helfer: Sanus-Noiser, Bedside-Noiser, Sleep-Noiser
- Ohrabdrucknahme
- Erläuterung der Technik auf der Grundlage des neurophysiologischen Modells
- Vorstellung der verschiedenen Bauformen, Trageweisen. Termin mit Hörgeräte-Anpassung
- In diesen Fällen können sich die Termine erheblich unterscheiden, da das Hörvermögen zusätzlich durch den Tinnitus verschleiert wird. In der Regel müssen verschiedene Geräte ausprobiert werden, die sich auch in der Technik stark unterscheiden können.
- Evtl. Planung für Geräte, die zum Schlafen geeignet sind
- Lärmschutzmaßnahmen
- Einweisung in die Handhabung der Geräte
- Einweisung in die Einstellung des Geräuschpegels und des Sprachpegels
- Nachkontrollen
    - Nach 1 Woche
    - Nach 2 Wochen
    - Nach 4 Wochen
- Wiedervorstellungsplanung
    - 3 Monate
    - 6 Monate
    - Weiter individuell, in der Regel ca. 4–8-wöchiger Abstand, kann aber stark abweichend sein, wenn es der Einzelfall erfordert.

Hyperakusis oder Hyperakusis plus Tinnitus

Direktives Counselling, speziell mit Hyperakusis-Interview, durchschnittliche Zeitdauer ca. 1–8 Std. oder ggf. im Einzelfall sehr viel mehr, durch den dafür spezialisierten und ausgebildeten HNO-Arzt

- Erläuterung des neurophysiologischen Modells bezogen auf den individuellen Fall
- Einbindung des Betroffenen in den Therapieverlauf
- Evtl. Aufklärung und Einbeziehung der Angehörigen in das Therapiekonzept
- Erfassung des Tinnitus im Tinnitus-Fragebogen
- Bei hochakuter Krise ggf. Indikationsstellung zur stationären Aufnahme des Betroffenen in eine Tinnitus-Klinik
- Besprechung der weiteren Veranlassung einzelner Elemente der TRT
- Besprechung der technischen Helfer: Sanus-Noiser, Tinnitus-Instrumente, Bedside-Noiser, Sleep-Noiser usw.
- Anreicherung der Umweltgeräusche
- Besprechung, welche Geräusche am besten für diesen Fall geeignet sein könnten
- Evtl. Stressmanagement
- Evtl. Erlernen von Entspannungstechniken
- Evtl. Wahrnehmungsumlenkungstraining
- Evtl. spezielles Schlafcounselling
- Evtl. Planung für Geräte, die zum Schlafen geeignet sind
- Hinweis auf Lärmschutzmaßnahmen
- Befundbesprechung mit dem nichtärztlichen Psychologen
- Befundbesprechung mit dem spezialisierten Hörakustiker
- Wiedervorstellungsplanung individuell je nach Situation, wöchentlich bis monatlich, nach einem Jahr 3-Monatsabstand, kann aber stark abweichen, wenn es der Einzelfall erfordert.

Beim spezialisierten Psychologen
- Hier wird ein individuelles Konzept oder Teilnahme an Gruppensitzungen besprochen
- Falls erforderlich oder gewünscht, wird ein individuelles Konzept für die Begleittherapie bei jedem einzelnen Betroffenen erarbeitet, einschließlich möglicher Entspannungstechniken, Verhaltenstherapie, kognitiver Therapie oder tiefenpsychologisch fundierter individueller Tinnitus-Therapie (ITT)

Beim spezialisierten Hörakustiker
- Audiologisches Vorgespräch
- Fragebogen
- Schwelle des therapeutischen Rauschens
- MML
- MTT
- Lautheitsempfinden
- Tonheitsempfinden
- LDL
- Ohrabdrucknahme
- Erläuterung der Technik auf der Grundlage des neurophysiologischen Modells
- Vorstellung der verschiedenen Bauformen, Trageweisen
- Besprechung der technischen Helfer: Sanus-Noiser, Tinnitus-Instrumente, Bedside-Noiser, Sleep-Noiser usw.
- Evtl. Planung für Geräte, die zum Schlafen geeignet sind
- Lärmschutzmaßnahmen
- Einweisung in die Handhabung der Geräte
- Einweisung in die Einstellung des Geräuschpegels
- Wiedervorstellungsplanung
  - Nach 1 Woche
  - Nach 2 Wochen
  - Nach 4 Wochen
  - Nach 3 Monaten

- Weiter individuell, in der Regel ca. 4–8-wöchiger Abstand, kann aber stark abweichend sein, wenn es der Einzelfall erfordert.

Tinnitus plus Hörverlust sowie zusätzlicher Hyperakusis

Direktives Counselling, speziell mit Hyperakusis-Interview, durchschnittliche Zeitdauer ca. 1–8 Std. oder ggf. im Einzelfall sehr viel mehr, durch den dafür spezialisierten und ausgebildeten HNO-Arzt
- Erläuterung des neurophysiologischen Modells bezogen auf den individuellen Fall
- Einbindung des Betroffenen in den Therapieverlauf
- Evtl. Aufklärung und Einbeziehung der Angehörigen in das Therapiekonzept
- Besprechung der weiteren Anwendung zusätzlicher Elemente der TRT
- Besprechung der technischen Helfer: Sanus-Noiser, Frequenzverstärker, Hörgeräte, Kombigeräte
- Anreicherung der Umweltgeräusche
- Besprechung, welche Geräusche am besten für diesen Fall geeignet sein könnten
- Evtl. Stressmanagement
- Evtl. Erlernen von Entspannungstechniken
- Evtl. Wahrnehmungsumlenkungstraining
- Evtl. spezielles Schlafcounselling
- Evtl. Planung für Geräte, die zum Schlafen geeignet sind
- Hinweis auf Lärmschutzmaßnahmen
- Befundbesprechung mit dem nichtärztlichen Psychologen
- Befundbesprechung mit dem spezialisierten Hörakustiker
- Wiedervorstellungsplanung
    - 4 Wochen später
    - 3 Monate später
    - weiter individuell nach Fall, in der Regel ca. im 3-Monatsabstand, kann aber stark abweichend sein, wenn es der Einzelfall erfordert.

Beim spezialisierten Psychologen
- Hier wird ein individuelles Konzept oder Teilnahme an Gruppensitzungen besprochen
- Falls erforderlich oder gewünscht, wird ein individuelles Konzept für die Begleittherapie bei jedem einzelnen Betroffenen erarbeitet, einschließlich möglicher Entspannungstechniken, Verhaltenstherapie, kognitiver Therapie oder tiefenpsychologisch fundierter individueller Tinnitus-Therapie (ITT)

Beim spezialisierten Hörakustiker
- Audiologisches Vorgespräch
- Fragebogen
- Ohrabdrucknahme
- Schwelle des weißen Rauschens
- MML
- MTT
- Lautheitsempfinden
- Tonheitsempfinden
- LDL
- Sprachaudiogramm
- Sprachaudiometrie im freien Schallfeld
- Vorstellung der verschiedenen Bauformen, Trageweisen. Termin mit Hörgeräte-Anpassung
- Vergleichende Messungen mit und ohne Hörgeräte/Frequenzverstärker oder Kombigeräte im freien Schallfeld
- Besprechung der technischen Helfer: Sanus-Noiser, Bedside-Noiser, Sleep-Noiser
- Ohrabdrucknahme
- Erläuterung der Technik auf der Grundlage des neurophysiologischen Modells
- Evtl. Planung für Geräte, die zum Schlafen geeignet sind
- Lärmschutzmaßnahmen
- Einweisung in die Handhabung der Geräte

- Einweisung in die Einstellung des Geräuschpegels und des Sprachpegels
- In diesen Fällen können sich die Termine erheblich unterscheiden, da das Hörvermögen zusätzlich durch den Tinnitus verschleiert wird. In der Regel müssen verschiedene Geräte ausprobiert werden, die sich auch in der Technik stark unterscheiden können.
- Nachkontrollen
  - Nach 1 Woche
  - Nach 2 Wochen
  - Nach 4 Wochen
- Wiedervorstellungsplanung
  - 3 Monate
  - 6 Monate
  - Weiter individuell, in der Regel ca. 4–8-wöchiger Abstand, kann aber stark abweichend sein, wenn es der Einzelfall erfordert.

Tinnitus, Hyperakusis, Hörverlust plus Nebeneffekte durch Schalleinwirkung

Direktives Counselling, speziell mit Hyperakusis-Interview, durchschnittliche Zeitdauer ca. 1–10 Std. oder ggf. im Einzelfall sehr viel mehr, durch den dafür spezialisierten und ausgebildeten HNO-Arzt

- Erläuterung des neurophysiologischen Modells bezogen auf den individuellen Fall.
- Einbindung des Betroffenen in den Therapieverlauf
- Evtl. Aufklärung und Einbeziehung der Angehörigen in das Therapiekonzept
- Besprechung der weiteren Veranlassung einzelner Elemente der TRT
- Besprechung der weiteren Anwendung zusätzlicher Elemente der TRT
- Besprechung der technischen Helfer: Sanus-Noiser, Frequenzverstärker, Hörgeräte, Kombigeräte
- Anreicherung der Umweltgeräusche
- Besprechung, welche Geräusche am besten für diesen Fall geeignet sein könnten

Organisation und Zeitplanung einer ambulanten TRT

- Evtl. Stressmanagement
- Evtl. Erlernen von Entspannungstechniken
- Evtl. Wahrnehmungsumlenkungstraining
- Evtl. spezielles Schlafcounselling
- Evtl. Planung für Geräte, die zum Schlafen geeignet sind
- Hinweis auf Lärmschutzmaßnahmen
- Befundbesprechung mit dem nichtärztlichen Psychologen
- Befundbesprechung mit dem spezialisierten Hörakustiker
- Wiedervorstellungsplanung
  - In diesen sehr schwierigen Fällen weiter individuell nach Fall, in der Regel ca. im 1–2-wöchigen Abstand, kann aber stark abweichend sein, wenn es der Einzelfall erfordert.

Beim spezialisierten Psychologen
- Hier wird ein individuelles Konzept oder Teilnahme an Gruppensitzungen besprochen
- Falls erforderlich oder gewünscht, wird ein individuelles Konzept für die Begleittherapie bei jedem einzelnen Betroffenen erarbeitet, einschließlich möglicher Entspannungstechniken, Verhaltenstherapie, kognitiver Therapie oder tiefenpsychologisch fundierter individueller Tinnitus-Therapie (ITT)

Beim spezialisierten Hörakustiker
- Audiologisches Vorgespräch
- Fragebogen
- Ohrabdrucknahme
- Schwelle des therapeutischen Rauschens
- MML
- MTT
- Lautheitsempfinden
- Tonheitsempfinden
- LDL
- Sprachaudiogramm

- Sprachaudiometrie im freien Schallfeld
- Vorstellung der verschiedenen Bauformen, Trageweisen. Termin mit Hörgeräte-Anpassung
- Vergleichende Messungen mit und ohne Hörgeräte/Frequenzverstärker oder Kombigeräte im freien Schallfeld
- Besprechung der technischen Helfer: Sanus-Noiser, Bedside-Noiser, Sleep-Noiser
- Ohrabdrucknahme
- Erläuterung der Technik auf der Grundlage des neurophysiologischen Modells
- In diesen Fällen können sich die Termine erheblich unterscheiden, da das Hörvermögen zusätzlich durch den Tinnitus verschleiert wird. In der Regel müssen verschiedene Geräte ausprobiert werden, die sich auch in der Technik stark unterscheiden können.
- Evtl. Planung für Geräte, die zum Schlafen geeignet sind
- Lärmschutzmaßnahmen
- Einweisung in die Handhabung der Geräte
- Einweisung in die Einstellung des Geräuschpegels und des Sprachpegels
- Nachkontrollen
  - Nach 1 Woche
- Wiedervorstellungsplanung
  - Weiter individuell, in der Regel ca. 4–8-wöchiger Abstand, kann aber stark abweichend sein, wenn es der Einzelfall erfordert.

Misophonie, Hyperakusis verbunden mit Phonophobie

- Erläuterung des neurophysiologischen Modells bezogen auf den individuellen Fall
- Einbindung des Betroffenen in den Therapieverlauf
- Evtl. Aufklärung und Einbeziehung der Angehörigen in das Therapiekonzept
- Besprechung der weiteren Anwendung zusätzlicher Elemente der TRT

Evtl. wenn es der Einzelfall erfordert:
- Besprechung der technischen Helfer: Sanus-Noiser, Frequenzverstärker, Hörgeräte, Kombigeräte
- Anreicherung der Umweltgeräusche
- Besprechung, welche Geräusche am besten für diesen Fall geeignet sein könnten
- Evtl. Stressmanagement
- Evtl. Erlernen von Entspannungstechniken
- Evtl. Wahrnehmungsumlenkungstraining
- Evtl. spezielles Schlafcounselling
- Evtl. Planung für Geräte, die zum Schlafen geeignet sind
- Besprechung der Lärmschutzmaßnahmen
- Befundbesprechung mit dem nichtärztlichen Psychologen
- Wiedervorstellungsplanung
- In diesem Fall ist nur eine sehr individuelle Zeitplanung möglich.

Beim spezialisierten Psychologen
- Hier wird ein individuelles Konzept oder Teilnahme an Gruppensitzungen besprochen
- Falls erforderlich oder gewünscht, wird ein individuelles Konzept für die Begleittherapie bei jedem einzelnen Betroffenen erarbeitet, einschließlich möglicher Entspannungstechniken, Verhaltenstherapie, kognitiver Therapie oder tiefenpsychologisch fundierter individueller Tinnitus-Therapie (ITT). Hier ist auch eine besondere Dekonditionierung erforderlich und im Einzelfall Maßnahmen zum kontrollierten Expositionstraining.

Unterschiedliche Phasen bei Tinnitus Retraining

Es gibt sehr unterschiedliche Phasenverläufe bei der TRT, und auch die Berichte der Patienten darüber unterscheiden sich erheblich. Aus den Auswertungen, die wir bei einer Langzeitstudie für den VII. Internationalen Tinnituskongress in Fremantle, Australien gewinnen konnten, ging hervor, dass in unterschiedlichen Phasen unterschiedliche Elemente der TRT für die Patienten wichtig gewesen sind.

Das direktive Counselling des HNO-Arztes ist von fast allen an der Studie beteiligten Personen als sehr hilfreich und physisch sehr entlastend beschrieben worden.

Prof. Hazell nennt diesen ganz wichtigen Teil »The Point of Return«, also den Punkt, an dem die Wahrnehmungsänderung einsetzen kann.

Viele Patienten hatten aber auch, selbst nach einem sehr intensiven Counselling, das Bedürfnis, einzelne Teile z.B. des neurophysiologischen Modells oder ihres eigenen individuellen Tinnitus-Geschehens nochmals erläutert zu bekommen. Diesen Wunsch nach wiederholter Aufklärung äußerten die Patienten zu unterschiedlichen Zeitpunkten der Therapie, viele wollten auch gerne ihre Angehörigen dabeihaben.

Die Follow-up-Untersuchungen beim HNO-Arzt werden unterschiedlich gewichtet.

Für manche Patienten ist es extrem wichtig, dass sie die Untersuchungsmöglichkeiten und die Tinnitusanalyse erneut wahrnehmen können, andere Betroffene erinnert es aber zeitweise zu sehr an das Krankheitsbild, und daher werden erneute Arztbesuche eher abgelehnt.

Wichtig ist es auf jeden Fall, die Phase, in der die Geräuschtherapie verringert wird, eingehend mit dem spezialisierten HNO-Arzt zu besprechen, um Rückfälle möglichst auszuschließen.

Bei ca. 10–15 Prozent der Tinnitus-Betroffenen gibt es in unterschiedlichen Zeitabständen einen oder mehrere »Rückfälle« und/oder neue Tinnitusgeräusche.

Hier muss auf jeden Fall der spezialisierte HNO-Arzt aufgesucht werden.

Die Notwendigkeit von Besuchen beim Psychologen wird unterschiedlich eingeschätzt, vor allem, was die Zeiteinteilung anbetrifft. Für manche Betroffenen ist dies gleich am Anfang der Therapie eine wertvolle Unterstützung, andere warten lieber ab.

Unsere Langzeitstudie, die sich auf der einen Seite damit befasste, inwieweit Aktivitäten des täglichen Lebens von Tinnitus/Hyperakusis beeinträchtigt werden, zeigte als deutliches Resultat der TRT, dass der negative Einfluss von Tinnitus/Hyperakusis beträchtlich und stetig im Laufe der Therapie abnahm.

Exemplarisch seien nur erwähnt Schlaf und Konzentration, die vor der Therapie massiver Störung ausgesetzt waren, im Langzeitergebnis die besten Verbesserungswerte aufwiesen.

Zum Zweiten wurde in der Studie nach dem Einfluß von Tinnitus/Hyperakusis auf die Lebensqualität gefragt. Hier wurde nachgewiesen, dass für Hyperakusis die stärkste Beeinträchtigung angegeben wurde, nach Therapieende aber praktisch kein Einfluss mehr vorhanden war. Ähnlich gut sind die Werte für Tinnitus, dessen Auswirkung auf die Lebensqualität nur mehr sehr gering ist.

Insgesamt kann man feststellen, dass trotz der unterschiedlichen Phasen, die die Patienten während der Therapie erleben, das Endergebnis sehr homogen ist.

Die Patienten beurteilen die Geräuschtherapie differenziert, sowohl diejenigen, die nur eine Anreicherung der Umweltgeräusche brauchen, wie auch die, denen technische Helfer verordnet wurden. Zu Beginn der TRT kann man bei Patienten, besonders bei jenen, die Noiser tragen, immer wieder beobachten, dass ihre Schultern, die typischerweise gerade im Anfangsstadium meist stark verspannt/hochgezogen sind, bald nach dem Einschalten der Noiser entspannt zu sinken beginnen. Viele Betroffenen atmen wieder tiefer durch.

Es gibt aber auch Phasen, in denen Naturgeräusche oder andere Geräusche nicht sehr gut vertragen werden. Meist legt sich dies wieder nach kurzer Zeit.

Es gibt aber auch Betroffene, die für eine gewisse Zeit das Rauschgeräusch des Noisers wahrnehmen, auch wenn sie gar keine Noiser tragen. Prof. Hazell, London, bemerkt in diesem Zusammenhang, das wäre der billigste, weil batteriesparende Teil der Therapie! Warum manche Tinnitus/Hyperakusis-Betroffene so reagieren und andere nicht, ist noch nicht ganz geklärt. Alle jedoch, deren Hörnerv das Rauschen sozusagen selber übernimmt, empfinden dies als sehr angenehm. Diese Phase kann unterschiedlich lang sein. In dieser Zeit müssen die technischen Helfer natürlich nicht zusätzlich gehört werden.

Zur Geräuschtherapie hat unsere Studie noch Folgendes ergeben: Viele Patienten führen die Geräuschtherapie fort auch nach Beendigung der TRT. Viele davon halten sich an den Rat, Stille zu meiden, und reichern ihre Umgebung mit natürlichen Geräuschen an. Andere greifen in Zeiten von Stress, Ärger und größeren Belastungen wieder zu ihren Noisern, manche haben sie einfach nur bei sich. Allein die Gewissheit, die Noiser sind da und wenn du sie brauchst, kannst du sie jederzeit tragen und einschalten, gibt ihnen ein Gefühl der Sicherheit und der inneren Ruhe.

Hinderungsgründe, eine TRT zu beginnen

Wenn noch ein Rechtsstreit anhängig ist, weil Sie z.B. Tinnitus/Hyperakusis während eines Unfallgeschehens z.B. durch ein Schleuder- oder Knalltrauma bekamen und dafür noch Schmerzensgeld oder Rentenzahlungen erwarten.

In diesem Fall werden Sie ja zwangsläufig immer wieder mit der Thematik Tinnitus/Hyperakusis konfrontiert. Dies macht es Ihnen unmöglich, gleichzeitig das Retraining durchzuführen, weil Sie sich sozusagen selbst dauernd im Weg stehen.

Gleiches gilt natürlich auch bei Arbeitsunfällen oder wenn eine frühe Verrentung noch zur Debatte steht.

Auch wenn Sie sich noch nicht sicher sind, ob in Ihrem Fall schon alle notwendigen Untersuchungen durchgeführt worden sind, um festzustellen, ob Sie evtl. eine Heilungschance haben. Sie sollten erst alles wirklich abgeklärt haben, damit Sie ganz sicher sind, den Weg der Rehabilitation zu gehen.

Was sollten Sie unbedingt reklamieren?

Wenn Sie Zusammenhänge noch nicht verstanden haben, sollten Sie sich diese noch einmal erklären lassen. Es ist ganz wichtig, dass Sie alles über Ihr individuelles Tinnitus-/Hyperakusisgeschehen verstanden haben, was auf dem jeweiligen Wissensstand erklärbar ist.

Druckstellen der technischen Helfer sind unbedingt zu beseitigen, weil sie sehr unangenehm sind und Sie immer wieder an die Technik und damit an den Tinnitus erinnert werden.

Alle Gerätetypen sollten so bequem wie eben möglich getragen werden. Achten Sie unbedingt darauf, dass das Tragen von Noisern/Frequenzverstärkern zu keiner Beeinträchtigung bei Gesprächen führt oder es zu Veränderungen der eigenen Stimme durch einen zu verschlossenen Gehörgang kommt. Mit allen Geräten sollten Sie einwandfrei telefonieren können.

Wenn Sie das Gefühl haben, dass dies nicht gewährleistet ist, müssen Sie dies unbedingt abändern lassen.

Achten Sie darauf, dass der HNO-Arzt, Psychologe, Hörakustiker nachweisen kann, dass er sowohl Schulungen und wie auch Erfahrungen mit Tinnitus Retraining hat.

Ergebnisse der TRT

Langzeitstudie zur Tinnitus-Retraining-Therapie (TRT) von G. Lux-Wellenhof und Dr. Hellweg (veröffentlicht 2003)

Seit 1996 werden Patienten des Tinnitus-Hyperakusis-Centers Frankfurt mit der Tinnitus-Retraining-Therapie behandelt, die von Jastreboff und Hazell (Jastreboff et al. 1985) entwickelt wurde. Für diese Studie sind nur Patienten ausgewählt worden, die sich mindestens ein halbes Jahr aktiver Behandlung unter ärztlicher Kontrolle unterzogen hatten. Bewertet wurden die Ergebnisse mindestens fünf Jahre nach Anfang der Behandlung. Dabei ist besonders auf die subjektive Einschätzung der persönlichen Lebensqualität und des allgemeinen Wohlbefindens durch die Patienten geachtet worden. Zusätzlich wurden einige Fälle bewertet und dokumentiert, bei denen der Tinnitus wieder auftrat.

Interessant ist, dass in fast allen der hier dokumentierten Fälle die Patienten auch nach fünf Jahren noch verschiedene Elemente der TRT in ihrem Alltag anwandten. Abschließend kann gesagt werden, dass bei mehr als 85 Prozent der Patienten, die für diese Studie bewertet wurden, die Behandlung mit TRT nach fünf Jahren erfolgreich war. Der Erfolg besteht darin, dass der Patient, der vorher vom Tinnitus gepeinigt und dominiert wurde, nun diese Phantomwahrnehmung aktiv kontrollieren und das ganze Potential einer gesteigerten Lebensqualität ausschöpfen kann.

Einführung

Tinnitus wird für immer mehr Patienten in der ganzen Welt zum großen Problem. Man schätzt, dass allein in Deutschland bis zu acht Millionen Menschen an dieser Funktionsstörung leiden. Viele von ihnen sind dadurch so stark beeinträchtigt, dass es ihnen nicht möglich ist, ein normales Leben mit ihrer Familie oder im Beruf zu führen. Jastreboff legte seine Arbeit über die klinische Implikation seines neurophysiologischen Modells auf Tinnitus während des Tinnitus-Seminars in Portland 1995 (Jastreboff, 1995) vor. Seither wird viel über die TRT diskutiert als eine neue effektive Tinnitus-Behandlung. Sie wurde auch in Deutschland eingeführt (Lux-Wellenhof, 1999). 1996 begannen wir, den Vorgaben von Jastreboff und Hazell folgend (Jastreboff und Hazell, 1993), die TRT bei der Behandlung von Tinnitus-Patienten in unserem Tinnitus-Hyperakusis-Center in Frankfurt anzuwenden. Anfangs waren wir noch sehr skeptisch. Wir hatten die Erfahrung gemacht, dass andere Therapien keinen Effekt zeigten, obwohl versichert wurde, sie seien sehr wirkungsvoll und viel versprechend. Einige dieser anscheinend ineffektiven Methoden sind sogar von anerkannten Universitätskliniken unterstützt, empfohlen und mit sehr guten Ergebnissen veröffentlicht worden. Von der TRT glaubten wir jedoch, dass die wissenschaftliche Basis des neurophysiologischen Modells sehr ansprechend und überzeugend war. Unserer Meinung nach wirft das Konzept der TRT als Ganzes ein völlig neues Licht auf die Geheimnisse der menschlichen Phantomwahrnehmungen. Es ist, als ob bis dato bekannte, aber isolierte Teile eines Puzzles neu zusammengesetzt wurden, um ein einzigartiges Bild zu ergeben. In diesen neuen Kontext sind klinische Erkenntnisse und Ergebnisse wissenschaftlicher Experimente eingefügt worden, was dazu beitrug, die Natur des Tinnitus zu verstehen und ein völlig neues therapeutisches Konzept der TRT zu entwickeln.

Methode

Die Behandlung der Patienten, die im Folgenden bewertet werden, bestand in der Anwendung der TRT, wie sie von Jastreboff beschrieben wird (Jastreboff, 1995). Bei jedem Patienten hielten wir uns sowohl beim Counselling wie auch der Geräuschtherapie strikt an das originäre Behandlungsprotokoll. Die Erstberatung wurde durchgeführt, Parameter des Tinnitus erhoben und dokumentiert auf dem Fragebogen, den Jastreboff entwickelt hatte. Im Durchschnitt einmal monatlich wurden Folgetermine vereinbart. Die Patienten wurden bei der Erstberatung kategorisiert und Geräuschgeräte entsprechend angepasst, wenn dies nötig war. Die Bewertung der Ergebnisse fand grundsätzlich erst fünf Jahre nach der Erstberatung statt. Nur Patienten, die eine komplette Beratung und mindestens sechs Monate direktive, aktive Behandlung erhalten hatten, wurden für die Studie ausgewählt. Die Daten wurden entweder den Fragebögen entnommen, telefonisch erhoben oder per Post an uns geschickt.

Ergebnisse

Mehr als 50 Prozent der Patienten litten seit mehr als vier Jahren unter Tinnitus. An der Studie teilgenommen haben auch Patienten mit kürzerer Tinnitusdauer vor der Behandlung. Zwischen beiden Gruppen konnten keine signifikanten Unterschiede bei den Behandlungsergebnissen festgestellt werden.

Die größten Beeinträchtigungen durch den Tinnitus spürten die Patienten bei Konzentrationsarbeiten und beim Schlafen. Speziell die Einschlafphase war für viele Patienten ein Problem. Daher bieten wir diesen Patienten in unserem Tinnitus-Hyperakusis-Center ein spezielles Schlafcounselling an. Dies wurde uns von Jastreboff empfohlen (Jastreboff, mündliche Kommunikation) während eines TRT-Kurses hier in Frankfurt. Schlafcounselling kann als ein integraler Teil des TRT-Counselling betrachtet werden. Es soll dezidiert die Schlafmuster der Patienten verbessern, wobei dieselben Mechanismen der Dekonditionierung und Habituation eingesetzt werden, die im Kontext der TRT angewandt werden.

Die Schwere von Tinnitus und Hyperakusis vor der Behandlung wurde von den Patienten auf einer subjektiven Skala angegeben. Wir benutzten eine Skala von null (Symptom praktisch nicht wahrnehmbar) bis zehn (Symptom fast unerträglich). Die Mehrheit der subjektiven Einschätzungen der Patienten lag zwischen fünf und zehn, gehäuft um sieben bis acht.

Fünf Jahre nach der Behandlung hat sich die Situation völlig verändert. Die Anzahl der Patienten mit Schlafschwierigkeiten hat sich auf ein Drittel verringert; Schlaf und Konzentration haben zwar immer noch die höchsten Werte, aber auch die beste Quote der Verbesserung. Praktisch alle anderen Aktivitäten des täglichen Lebens wurden ebenfalls positiv beeinflusst. Beachtenswert ist, dass soziale Aktivitäten, vielleicht der wichtigste Parameter der Lebensqualität, die größte positive Veränderung bei unseren Patienten aufwiesen.

Dieselbe signifikante Verbesserung für die Lebensqualität der Patienten zeigte sich durch die subjektive Einschätzung der Schwere der Symptome. Die Angaben liegen zwischen eins und fünf, gehäuft bei drei, d.h. die Intensität von Tinnitus und Hyperakusis verschiebt sich nach den Aussagen der Patienten zu erheblich niedrigeren Werten.

Während wenige Patienten (neun Prozent) den Tinnitus praktisch nicht mehr wahrnehmen, zeigt die Mehrzahl eine Verbesserung und Reduktion des Tinnitus, aber keine Heilung. Die Tatsache jedoch, dass mehr als 85 Prozent unserer Patienten zumindest geringe Verbesserungen ihres Tinnitus durch TRT angeben, rechtfertigt die stete praktische Anwendung dieser effektiven Methode zum Wohle der Betroffenen.

Die Autoren verfolgen den Therapieverlauf ihrer Retraining-Patienten ständig weiter und geben darüber auch im Internet Auskunft unter: http://www.Tinnitus-Retr-Hyperakus.de

Stimmen von Betroffenen

Die folgenden Erfahrungen von Tinnitus-Betroffenen sprechen für sich. Deshalb wurde auf weitere Kommentare verzichtet.

Herr A

»Die Teilnahme an den Entspannungs- und Tiefentrancesitzungen über den Zeitraum von einigen Monaten hat mir insgesamt sehr gutgetan. Ich möchte dazu einige Punkte kurz anführen:

- Die Entspannungsübungen haben meistens auch ein unmittelbares Wohlfühlen bewirkt.
- Die Übungen bedeuteten immer einen angenehmen Einschnitt in den Alltagsstress oder Alltagstrott: Besinnung auf Wichtiges trat in den Mittelpunkt, auch das Wahrnehmen gesundheitlicher Probleme – aber auch Chancen eröffneten sich (möglicherweise hätte ich beispielsweise das mir mittlerweile auch sehr wichtige, vom Orthopäden verordnete Krafttraining wesentlich lustloser oder aber gar nicht begonnen ...).
- In Verbindung mit der Benutzung von Hörgeräten (täglich sechs Stunden) haben die Entspannungsübungen, so mein Eindruck, bewirkt, dass sich der Tinnitus, alles in allem betrachtet, im Laufe des vergangenen Jahres eher gebessert hat. Zeitweise, leider jedoch selten, nehme ich ihn gar nicht mehr wahr. Ich finde dies ermutigend.
- Ich gestehe offen, dass meine tägliche häusliche Praktizierung der Übungen stark zu wünschen übrig lässt. Sehr nützlich allerdings sind mir die Übungen in Stresssituationen, in denen ich sie nach wie vor nutze, oder etwa auch als Mittel gegen Schlafstörungen.
- Schließlich bilde ich mir ein, dass Erfahrungen im Zusammenhang mit den Entspannungsübungen mit dazu beigetragen haben, dass ich bewusster der einen oder anderen Stresssituation ausweichen beziehungsweise mich gegen sie wehren kann.«

Herr B

»Nach einer Einführungssitzung wurde mit der progressiven Entspannungstherapie begonnen, die auf mich eine wohltuend beruhigende Wirkung ausübte, jedoch einen hohen Zeitaufwand (rund vierzig Minuten) erforderte. Die Übungen ohne Anleitung zu Hause waren naturgemäß von den ›normalen‹ Störungen begleitet – wie Haushalts- und Kindergeräusche –, die ich zunächst als störend empfand, die dann aber zum Teil von mir als unvermeidbar und deshalb nicht mehr so störend akzeptiert wurden. Bei dieser Entspannungsübung muss man ›sich fallen lassen‹, um möglichst rasch in einen entspannten Zustand zu gelangen.

Nach zwei weiteren Sitzungen wurde die progressive Entspannungstherapie nicht mehr mit Einzelmuskelanspannungen und -entspannungen durchgeführt, sondern jeweils mit Muskelgruppen, was weniger Zeit in Anspruch nahm, jedoch bei mir meist den gleichen Erfolg zeigte wie die ›ausführliche‹ Version.

Zuletzt wurden nur noch in Gedanken die Muskeln/Muskelgruppen angespannt und entspannt. Im Nachhinein gesehen, hatte dies wegen der geringen Übung (nur einmal mit Anleitung) nicht den Erfolg gehabt wie die Therapien vorher und war auch deutlich schwieriger durchzuführen.

Eine hypnotherapeutische Sitzung hat mir sehr wohlgetan. Ich stellte mir selbst einen möglichst schönen und entspannten Ort vor, verweilte in diesem Zustand einige Zeit.

Insgesamt gesehen, halte ich es doch für sinnvoll, nach den Einzeltherapie-Sitzungen über mehrere Wochen in Gruppensitzungen Entspannungsübungen durchzuführen, weil die Konzentration zu Hause zum Teil eingeschränkt ist und die Erfahrungen mit Gleichgesinnten möglicherweise eine positive Wirkung ausüben können.«

Herr C
zu seinen Erfahrungen mit der progressiven Muskelrelaxation nach Jacobson

»Es tut mir gut. Wichtig war die beruhigende Stimme zur Anleitung, sie war Hilfe, die Konzentration zu bewahren, denn oft wanderten meine Gedanken davon. Das war eine wichtige Erfahrung beziehungsweise Beobachtung: wie wenig ich mich auf eine Sache konzentrieren kann und wie sehr blitzschnell auftauchende Gedanken und Bilder ablenken. Im Laufe des Kurses änderte sich die Bewertung dieses Vorgangs: Habe ich mich anfangs geärgert und mir fast Vorwürfe gemacht, mich nicht auf diese schöne Entspannungsphase konzentrieren zu können, so habe ich im Laufe der Zeit gemerkt, dass ich trotzdem entspannte, nur dass der Durchgang durch den Körper dann länger dauerte. Wenn ich die Übung jetzt allein durchführe, passiert es mir immer wieder, dass ich irgendwo ›hängenbleibe‹ und nach einer ganzen Weile erst merke, dass ich mit meinen Gedanken schon wieder ganz woanders bin. Ich versuche, sie dann bewusst zur Seite zu legen, rede mit mir und sage: ›Okay, das kommt gleich dran, ich vergesse es nicht.‹ Ich tröste mich jetzt damit, dass ich trotzdem eine Weile körperlich entspannt gesessen oder gelegen habe. Meistens mache ich dann noch weiter, manchmal auch nicht.

Mir gefällt an dieser Entspannungstechnik, dass ich aktiv selbst etwas tun kann. Mit jeder Muskelanspannung gebe ich selbst einen Impuls und steige wieder neu ein. Oft ist es so, dass ich die Spannung gar nicht so lange halte und trotzdem zu meinem eigenen Erstaunen bemerke, wie viel ich doch abgeben kann.

Am wohltuendsten ist die Übung bei mir im Kopf- und Nacken-Schulter-Bereich, der Kontrast zwischen Spannung und Entspannung ist hier am größten. Am meisten überrascht mich die Wirkung im Kopf. Auch waren mir die Zusammenhänge und die Reichweite der einzelnen Muskelpartien vorher nicht so klar. Ich habe gemerkt, wo überall Spannung sitzen kann.

Die Erfahrungen in der Tiefentrance sind intensiver, es ist ein unendliches Loslassen. Ich weiß noch, wie unwillig ich war, Fragen zu beantworten, weil ich den gelösten Zustand nicht verlieren wollte, aber es ging. Ich erinnere mich an Einzelheiten aus beiden Sitzungen, dabei sind sie schon über ein halbes Jahr her. Vor allem erinnere ich mich an den glücklichen Zustand tiefer Entspannung, den zu erreichen mir oft so schwerfällt. Aber ich weiß jetzt, wie er sich anfühlt und dass ich ihn erreichen kann.«

**Herr D
aus Frankfurt am Main**

Im April 1997: »Unterm Strich geht es mir bei recht wechselndem Verlauf besser. Der Tinnitus, eher lauter, stört mich weiterhin wenig. Die Hyperakusis ist insbesondere bei vielen Alltagsgeräuschen besser geworden oder verschwunden, beim Entscheidenden, nämlich bei menschlichen Stimmen, jedoch weiter deutlich vorhanden. Ich bin nicht sicher, welchen Anteil an der Besserung die Retraining-Therapie hat. Es wurde ja auch ohne immer wieder besser. Allerdings dauerte es nach dem vorletzten Rückfall lange acht bis neun Monate bis zu einem Krankheitsgrad wie jetzt. Als ob Retraining die Besserung um ein Mehrfaches beschleunigt. So war noch vor drei bis vier Wochen das Klappern der Computer-Tastatur, besonders der CR-Taste, recht unangenehm. Es wurde allerdings nach jeweils circa 15 Minuten dann besser. Auch das Umblättern der Zeitung ist erfreulicherweise seit ein bis zwei Wochen konstant ohne Probleme. Ich erlebe ungefähr folgende Stufen der Besserung: Erst schmerzhaft (nur bei besonderen Lautstärken, man zuckt zusammen), dann nur unangenehm (man möchte flüchten), dann noch lauter als gewöhnlich (das Geräusch drängt sich in die Aufmerksamkeit). Dann, als Letztes, das, was Jastreboff wohl als Phonophobie bezeichnet: Es dauert eine Zeitlang, bis man es glaubt, dass zum Beispiel das Geräusch des Lichtschalters nicht mehr unangenehm ist.«

Zwei Monate später: »Die folgenden Zeilen schreibe ich nach dem Urlaub, in dem es keinen Rückfall gab, also nach gut drei Monaten Retraining. Es geht mir kontinuierlich besser. Es gab keine Einbrüche mehr wie oben beschrieben. Große Freude. Durchweg unter der Unbehaglichkeitsschwelle sind inzwischen: italienische Stadt, die meisten Vespas, dumpfes Bellen unseres Hundes, Wasserfall, Vögel, Rascheln von Papier, normales Reden Erwachsener in etwas Abstand, mein häuslicher Nadeldrucker, die eigene Stimme, Essen von Gurken oder Paprika. Über der Schwelle: rufende und spielende Kinder, Reden nahe an meinem Ohr, hohes und lautes Hundebellen, nahe Kirchenglocken, schwere Motorräder, italienischer Markt, die meisten Gaststätten. Oder wenn sich vieles überlagert. In der Praxis und zu Hause habe ich so gut wie keine Probleme mehr. Immer öfter habe ich im Urlaub den Tinnitus nicht gleich gefunden, bei gleicher Einstellung der Sanus-Noiser unterhalb des noch hörbaren Tinnitus. Mein alter Eindruck: Besserung von Tinnitus und Hyperakusis sind bei mir, mit Auseinanderdriften von vielleicht ein bis drei Monaten, gekoppelt.«

Frau E
aus Großbritannien, von Beruf Krankenschwester, betont in ihrem Brief, wie wichtig neben allen anderen Therapie-Elementen die Hilfe der Familie ist

»Tinnitus-Betroffene können ängstlich, gereizt und deprimiert sein, und das beeinflusst auch die mit ihnen Lebenden. Weniger Anspannung und mehr Verständnis durch offene und ehrliche Diskussion sind für alle außerordentlich wichtig. Dieses Verständnis gilt für beide Seiten, der Tinnitus-Patient und auch seine Familie brauchen es. Und wenn es einmal wirklich ganz schlimm ist, ist die beste Hilfe für alle eine herzliche Umarmung. Tinnitus-Betroffene sollten ermutigt werden, ihre Umgebung zu ändern. Hier sind wieder Familie und Freunde gefordert. Der Betroffene muss erkennen, inwieweit seine Umgebung und der Stress, der den Tinnitus hervorruft, zusammenhängen. Folgende Ratschläge sollten beachtet werden:

- Das soziale Umfeld ändern. Das heißt, die Familie und Freunde über einige der Probleme, die der Tinnitus hervorruft, informieren und um ihre Hilfe und ihr Verständnis bitten. Der Tinnitus-Patient muss erkennen,

dass das Ohrgeräusch nicht nur ihn selbst betrifft, sondern indirekt auch Familie und Freunde.
- Ablenkungstechniken anwenden. Tinnitus ist ein geringeres Problem, wenn der Betroffene mit etwas Interessantem beschäftigt ist. Ablenkung bedeutet, die Aufmerksamkeit vom Tinnitus weg auf etwas zu lenken, das absolute Konzentration und Aufmerksamkeit verlangt.
- Für eine geräuschvolle Umgebung sorgen. Die Familie kann sicherstellen, dass das Radio angeschaltet ist und Hintergrundgeräusche da sind.
- Schwierige Situationen meiden oder weggehen, wenn man damit nicht umgehen kann. Diese Strategie ist wahrscheinlich die, die der Tinnitus-Betroffene am besten kennt. Die ersten drei Methoden bedeuten, sich mit einer Situation auseinanderzusetzen oder das Problem, das der Tinnitus macht, zu beherrschen. Die vierte ist die, dass man nicht damit klarkommt. Das heißt jedoch nicht, dass es nicht manchmal durchaus vernünftig sein kann, Situationen zu vermeiden, oder dass Weggehen klüger ist als Bleiben. Wichtig ist die Begründung oder die Entschuldigung, die der Familie und Freunden gegeben wird.

Am Royal Berkshire Hospital wurde eine Tinnitus-Management-Gruppe für Betroffene und deren Familien gegründet. Die Gruppenmitglieder werden ermutigt, im Laufe dieses Kurses ihren Lebensstil zu ändern. Das kann schwierig sein, da auch die Familie und die Freunde betroffen sind.

Eine Broschüre dieser Gruppe gibt den Verwandten und Freunden Tipps, wie sie helfen können:

- Loben. Auch wenn die Errungenschaften noch so klein sind. Und nicht vergessen, sich auch selbst für Veränderungen zu loben.
- Über das Erreichte reden. Ständig nach dem Tinnitus zu fragen lenkt die Aufmerksamkeit darauf und macht ihn schlimmer.
- Tinnitusbedingtes Benehmen nicht beachten. Eine Reaktion darauf kann den Tinnitus verstärken.
- An den Zielen teilhaben. Etwa an Aktivitäten teilnehmen, die früher gemieden wurden.

Angehörige haben einen enormen Einfluss auf den Tinnitus. Denken Sie daran, wie schwierig es ist, Verhaltensmuster und Rollen aufzugeben. Versuchen Sie, über alle Schwierigkeiten offen zu reden.«

**Frau F
aus Frankfurt am Main**

»Das Tragen des Sanus-Noiser und damit einer zusätzlichen Geräuschquelle, das Nicht-mehr-Einsetzen des Sanus-Noiser und das plötzliche Verschwinden meines eigenen Ohrgeräuschs lässt mich an eine kleine jüdische Geschichte denken:

Der Bauer Isaak fragt den Rabbi, ob er ihm helfen könne, für seine alte Mutter eine neue Unterkunft zu finden, denn deren Häuschen sei abgebrannt. Er selbst könne sie unmöglich aufnehmen. Er habe nur ein Häuschen mit einem Zimmer und einer Küche. Es sei für die drei Kinder, seine Frau und ihn selber schon jetzt unerträglich eng. Der Rabbi sagt: ›Ich kann dir nur helfen, wenn deine Mutter zu dir zieht.‹ Der Bauer versteht das nicht, aber er tut, was der Rabbi ihm sagt. Nach drei Wochen kommt der Bauer völlig verzweifelt zum Rabbi: ›Es ist unerträglich eng, was soll ich tun?‹ Der Rabbi antwortet: ›Nimm deine Ziege ins Haus, dann wird es besser.‹ Er tut, was der Rabbi rät. Nach einer Woche kommt er wieder: ›Es hilft nicht, wir halten es alle nicht mehr aus, dazu dieser Gestank!‹ Der Rabbi: ›Nimm die Kuh dazu!‹ Nach ein paar Tagen erscheint der Bauer wieder: ›Wir alle sind schon ganz krank durch die Enge, was soll ich nur tun?‹ Der Rabbi gibt ihm wieder einen Rat: ›Nimm die Ziege und die Kuh aus dem Haus!‹ Nach einiger Zeit trifft der Rabbi den Bauern auf der Straße, und er fragt ihn, wie es ihm und seiner Familie und der Mutter gehe. ›Es ist fantastisch, seitdem die Ziege und die Kuh wieder im Stall sind. Du hast mir wirklich sehr geholfen!‹«

**Aus einem Brief von Frau G
aus Frankfurt am Main, die an Hyperakusis leidet**

»Glück im Unglück
Warum diese Zeilen? Erstens, weil ich schon aufgegeben hatte und nun eine Besserung spüre und eine begründete Hoffnung in Hinblick auf den Sanus-Noiser hege. Zweitens, damit Sie es weitersagen und anderen geholfen werden kann.

Zu meiner Krankengeschichte: Ein chronischer Tinnitus nach drei Hörstürzen (vor fünfzehn Jahren auf beiden Ohren, vor eineinhalb Jahren am linken Ohr) macht mir das Leben schwer. Hinzu kommen die Folgen eines Schleudertraumas und Probleme im Kiefergelenk. Nach meinem dritten Hörsturz im Dezember 1995 hieß es: ›Medikamente kann ich Ihnen nicht aufschreiben, die schaden doch nur.‹ Also unterblieb zunächst eine Behandlung. Ich wechselte nach zehn Tagen den Arzt, vielleicht zu spät.

Für meine übrige Gesundheit und Arbeitsfähigkeit blieb das nicht ohne Konsequenzen ... Eine stationäre Behandlung in der Mainzer Uniklinik, ein Kuraufenthalt und eine weitere stationäre Behandlung im Januar dieses Jahres folgten. Die Hoffnung auf Besserung hatte ich aufgegeben. Ich war am Ende. Ich schlief nicht. Ich hatte große Probleme, mich bei der Arbeit zu konzentrieren. Ich zog mich zurück, besonders vom Telefon. Privat konnte ich das tun, obwohl dabei auch eine Freundschaft in die Brüche ging. Im Büro war das nicht durchführbar. Zu meiner Geräuschempfindlichkeit und dem Missempfinden und den Schmerzen im Ohr kam noch die Schwierigkeit, am Telefon Namen und komplizierte Inhalte zu verstehen. Die Leute lispelten. Sogar die Sprecher von Nachrichten in Funk und Fernsehen hatten Sprachfehler. Ständig musste ich Kollegen und Partner bitten, doch das soeben Gesagte zu wiederholen.

Mit Hyperakusis durch die Großstadt – ich erlebte es wie einen satirischen Krimi. Da, wo ich gestern noch in Ruhe gehen konnte, wartet heute ein Presslufthammer so lange, bis ich ganz nahe herangekommen bin. Überall werde ich beschallt: im Supermarkt, im Kaufhaus, in der Turnhalle beim Sport, an den undenkbarsten Stellen warten die Geräusche. Im Stadtpark sitze ich garantiert auf der Bank, neben der ein blecherner Abfallbehälter steht, in den gerade jemand eine Blechdose wirft. Die Kneipe, die immer ruhig und leer ist, wird gerade am Tag meiner Verabredung von einer Großfamilie mit schrill kreischendem Kleinkind besucht. Der Getränkelieferant verlädt die Kästen nur, wenn ich vorbeigehe. Das Bierfass fällt dem Mann nur vom Wagen, wenn ich an der Ampel auf Grün warte. Türen fallen wie verzaubert laut knallend hinter meinem Rücken ins Schloss. Kino, Konzerte und ähnliche Dinge sind gestrichen. Es gibt ja schon genügend Gelegenheiten, von unerwartet auftretendem Lärm überrascht zu werden ...

Zum Beispiel im Berufsleben. Das Telefon, die Gegensprechanlage mit lauter Klingel, das bimmelnde Faxgerät, die lauten Stimmen, die Klimaanlage, die Kopierer, die Computer – lauter Lärmquellen. Wenn ich abends nach Hause komme, möchte ich nichts mehr hören und reden. Aber heute, nach vier Monaten mit Hörgeräten, stelle ich fest, dass ich mich durch Arbeit ablenken kann. Das ist eine wunderbare Erfahrung.

Damit komme ich zum ›Glück im Unglück‹. Mein Hilferuf an die Tinnitus-Liga im Januar 1997 wurde unbürokratisch mit der Zusendung der Ärzteliste beantwortet. Mit der Bitte um eine ›Maskerverordnung‹ ging ich zu einem neuen Arzt. Das erste Mal las ich ›TRT‹ und vereinbarte gleich einen Termin bei einer spezialisierten Hörakustikerin.

Mein Retraining begann erst einmal mit Hörgeräten ... Meine ersten Minuten mit Hörgeräten waren wunderbar. Ich hörte Dinge, die ich lange nicht mehr wahrgenommen hatte. Es war wie ein Umschalten von Mono- auf Stereoklang. Im Wald hörte ich die Blätter rauschen. Die Vögel sangen lauter als sonst. Durch die Anhebung der Umweltgeräusche erschien mir mein quälender Tinnitus leiser. Die erste Nacht zog ich die Geräte gar nicht aus. Plötzlich hatte die Welt ein anderes, freundlicheres Gesicht. Die Anstrengung des Hörens war nicht mehr so groß. Ich trug die Geräte von morgens an den ganzen Tag und merkte, dass ich Geräusche besser ertrug. Nicht immer, aber immer öfter. Es hat lange gedauert, bis für mich die geeigneten Geräte gefunden wurden. Die digitalen empfand ich zwar als im Klang perfekt, doch habe ich die Lautstärke nicht ertragen. Immer wieder ging ich zu meiner Hörakustikerin, um das nächste Gerät zu testen.

Schließlich (Mitte Februar) konnte ich mich entscheiden: Die Geräte mit dem kleinen Lautstärkeregler sind für mich am besten. Bevor ich ins Auto steige, bevor ich in die Kantine gehe, wenn der Kollege mit der sonoren Stimme in der Tür steht, drehe ich die Lautstärke ganz herunter. Beim Telefonieren genügt dann wieder ein kleiner Dreh, und ich höre wieder lauter ... Nach zwei Monaten stellte ich fest, dass das Telefon nicht mehr so nervt.«

Ein Betroffener
vergleicht seinen Tinnitus unter anderem mit einem Baby ...

»Ich war Tinnitus-Patient. Sogar eine Art Tinnitus-Experte. Jetzt habe ich kaum mehr etwas damit zu tun.

Das ›Baby‹, das mein Gehör vor sechzehn Jahren zur Welt gebracht hat, und das Geschwisterchen im anderen Ohr, das vor dreizehn Jahren geboren wurde, sind offensichtlich erwachsen geworden und von zu Hause ausgezogen.

Wir haben keine Verbindung mehr. Von Zeit zu Zeit unterhalten wir uns – wenn ich das Tinnitus-Forum lese oder Geschichten wie diese schreibe. Aber abgesehen davon haben wir kaum noch Kontakt. Der Vergleich mit einem Baby ist vielleicht nicht gerade sehr gut – die meisten Menschen sind ja in ihre Babys völlig vernarrt! Die wenigsten dagegen sind begeistert von ihrem Tinnitus, obwohl ich auch etliche kennen gelernt habe, die ihn mit der Zeit liebgewonnen haben. Die ihn sogar vermissen würden, wenn er verschwinden würde! Sei's drum, selbst wenn der Vergleich hinkt, für mich macht er Sinn.

Oh! Das Interesse, die Aufmerksamkeit, die ich an Baby verschwendete, als es noch jung war. Jedem wurde es vorgeführt, und ich glaube fast, ich ging allen, so wie viele junge Eltern, ganz gehörig auf die Nerven.

Die schlaflosen Nächte. Das jähe Erwachen. Sogar den Arzt habe ich aufgesucht, um mir das audiologische Gegenstück zu einem Kolikmittelchen geben zu lassen. Nur um festzustellen, dass es das nicht gibt.

Ich fand heraus, dass ein warmes Milchgetränk uns beiden abends half. Ich fing an, alle möglichen Bücher über ›Kindererziehung‹ zu lesen und wie man es fertigbringt, ein guter berufstätiger Vater zu sein. Und ich fühlte mich schuldig, weil ich den Erwartungen so gar nicht entsprach. Und die Aussicht auf die Pubertät fand ich absolut nicht rosig, da würde es wohl noch anstrengender sein, eine Quelle von permanentem Ärger und Verdruss.

Als das zweite Baby kam, wusste ich schon ein bisschen besser, wie ich damit umgehen musste. Wie die meisten erfahrenen Eltern glaubte ich, Eltern mit dem ersten Kind könnten von meiner Erfahrung profitieren. Also begann ich, gute Ratschläge zu erteilen und zeigte Mitgefühl für die schlaflosen Nächte.

Als Baby schließlich in die Pubertät kam, war unser Verhältnis sehr ausgeglichen. Gelegentlich gab es wohl ein Aufbrausen, wenn ich zum Äußersten gereizt war, aber wir wussten, wie wir danach wieder Frieden schließen konnten.

Damals führte er schon ein ziemlich selbstständiges Leben, und ich lebte meines. Als er dann zu Hause auszog, weiterging, wussten wir beide, dass es so das beste war.

Wie ich vorher schon erwähnte, habe ich mich auch weiterentwickelt. Schon als er noch recht klein war, erkannte ich, dass es sich nicht lohnte, ihn umzuformen; er war, was er war, und würde seinen Kopf durchsetzen. Ich hörte auf, ihm für meinen Ärger die Schuld zu geben, obwohl er echt Ärger machte. Ich beschloss, mich lieber selbst zusammenzunehmen, als ihm die Zügel in die Hand zu geben. Ich machte Schluss damit, ihn als Sündenbock zu benutzen oder ihm die Schuld in die Schuhe zu schieben, wenn ich nicht klarkam. Aber das ist gelogen. Von Zeit zu Zeit musste schon sein schlechtes Benehmen als Entschuldigung herhalten, und ich mach's immer noch. Aber wer ist schon perfekt?

Ich versuchte, mich auf Dinge zu konzentrieren, die mir guttaten und die mir halfen, besser mit ihm auszukommen. Ich versuchte abzunehmen und fing an, regelmäßig zu joggen.

So viel also zu meinen guten Absichten ...

Es fiel mir schwer, mich an eine Diät zu halten, und meine Begeisterung für das Joggen vor Tau und Tag ließ rapide nach. Aber zumindest weiß ich jetzt, dass ich nicht der Einzige mit diesen Problemen bin, und habe schon eine feste Vorstellung davon, wie ich die Dinge ändern werde.

Um gute Vorsätze durchzuziehen, braucht man eine enorme Selbstkontrolle, mehr als viele Leute haben. Der eigene Wille genügt nicht, um weniger zu essen oder regelmäßig zu trainieren.

Es ist hart, sich selbst zu zügeln. Hier haben sich Clubs und Gruppen bewährt. Es hilft wirklich, wenn man einer Gruppe beitritt, die einen unterstützt. Hier kann man seinen Vorsatz und sein Ziel äußern, und man verpflichtet sich, dieses Ziel auf einem bestimmten Weg zu erreichen. Auch zurückhaltende Unterstützung durch andere hilft bereits. Irrational, wie wir nun mal alle sind, versuchen wir oft, Schlachten zu schlagen, die wir nicht gewinnen können ...

Meine Freundin Doreen ist ein perfektes Beispiel dafür. Sie ist immer absolut pünktlich, während ihr Mann Ron grundsätzlich fünfzehn Minuten zu spät kommt. Warum also kommt sie nicht einfach fünfzehn Minuten nach der vereinbarten Zeit, und schon wäre der übliche Streit vermieden. Warum kann ich mich nicht dazu durchringen, die Unordnung meines Sohnes einfach zu ignorieren, anstatt ihn deswegen permanent anzuschreien? Und warum nimmt unser älterer Nachbar die Vergesslichkeit seiner Frau nicht einfach hin, sondern ärgert sich pausenlos darüber?

Die meisten von uns müssen sich einmal die Mühe machen, sich mit den Augen der anderen zu sehen oder Außenstehende um Rat zu bitten. Mein Nachbar sah die Situation aus einer etwas anderen Perspektive, als ich ihm erklärte, dass es nur seinen Blutdruck erhöhen würde, wenn er sich so aufregte.

Ich habe ihm nicht vorgeschlagen, sich eine Entspannungskassette anzuhören, ich war sicher, er würde es ablehnen. Aber wenn ihm bewusst wird, dass er Unterstützung braucht, um seine Situation zu bewältigen, sage ich es ihm vielleicht doch noch.

Entspannung ist kein Allheilmittel, aber vielen Menschen tut es gut, wenn sie lernen, sich zu entspannen. Es lohnt sich auch, die Mühe auf sich zu nehmen und endlich Dinge in Angriff zu nehmen, die man schon lange vor sich hergeschoben hat, die einem aber Freude machen. Melden Sie sich zu einem Kursus an! Gehen Sie in den Zoo! Es ist erstaunlich, wie viel Spaß es mir gemacht hat, Basilikum auszusäen und es wachsen zu sehen! Und noch etwas mache ich: mit offenen Augen durch die Welt gehen! Das hört sich an, als ob ich sonst mit geschlossenen Augen meines Weges gehe, aber das tun wir doch eigentlich alle. Ich bemühe mich, Dinge zu sehen, sie in mich aufzunehmen. Die vertraute Straße ist keine visuelle Tapete mehr, die an mir vorbeizieht. Vielmehr betrachte und beobachte ich genau: Menschen, Schaufenster, Blumen ...

Als ich mich hinsetzte, um dies zu schreiben, hatte ich nicht vor, nur ich, ich, ich zu schreiben. Ich habe total vergessen, dass es eigentlich ein Artikel über Tinnitus werden sollte.

Übrigens noch etwas zu meiner Person: Kürzlich bin ich zu ein bisschen Geld gekommen. Ich habe es für einen Stereofernseher auf den Kopf gehauen. Ich habe ihn mit der Hi-Fi-Anlage gekoppelt. Jetzt kann ich mit Kopfhörern in der einen Lautstärke hören, meine Frau direkt durch die Lautsprecher in einer anderen oder gar nicht. Das hat gegen den Tinnitus nichts gebracht, aber ich kann den Fernseher besser hören, und meine Frau nörgelt nicht dauernd an der Lautstärke herum.«

Erfahrungen von Betroffenen in den verschiedenen Phasen der TRT

Nach sieben Wochen TRT:
»Die Geräusche der Sanus-Noiser empfinde ich als angenehm. Ich werde abgelenkt von dem aggressiven Pfeifen.«

Nach drei Monaten TRT:
»Durch die Sanus-Noiser kann ich den Tinnitus irgendwie überhören. Dementsprechend kreisen die Gedanken nicht mehr den ganzen Tag um den Ton. Ich kann mich auf anderes konzentrieren. Die Angst nimmt ab. Manchmal kommt es mir so vor, als ob der Ton gar nicht da wäre.«

Nach vier Monaten TRT:

»Tinnitus ist im Durchschnitt wesentlich leiser geworden, relativ lange leise Perioden (zwei bis fünf Tage), unterbrochen von plötzlich auftretendem lautem Pfeifen, welches nach drei bis vier Stunden zurückgeht. Rauschen im Kopf ist kaum noch vorhanden, wenn es da ist, dann eher im Ohr. Plötzliches Pfeifen kann durch Ärger, aber auch durch Verspannungen im Rückenbereich ausgelöst werden.«

Nach fünf Monaten TRT:

»Tinnitus tritt nur noch in der Zeit vom Aufwachen bis zum Aufstehen in Erscheinung. Habe vor circa vier Wochen ›vergessen‹, Sanus-Noiser zu tragen. Da kein Tinnitus eintrat, habe ich das Gerät nicht mehr angelegt.«

Nach sieben Monaten TRT:

»Im Verlauf der letzten sieben Monate ist der Tinnitus leiser geworden. Die Verbesserung geht sehr langsam voran. Stellenweise ist es schwer, zu beurteilen, ob das Ohrgeräusch wirklich leiser geworden ist oder ob man sich nur an den Tinnitus gewöhnt hat (Beurteilung von Monat zu Monat).«

»Wesentliche Besserung – Tinnitus ist tagsüber nur noch unregelmäßig, manchmal gar nicht wahrnehmbar. Rauschen und Pfeifen nachts ist erträglicher geworden. Kaum noch Schlafstörungen.«

Kosten und Kostenerstattungen der TRT: Was Sie beachten müssen ...

Unterschiedliche Behandlungskosten je nach Krankheitsbild

Die Kosten der TRT sind unterschiedlich hoch. Denn: Je nach Krankheitsbild und individueller Situation des Patienten sind ganz unterschiedliche Besprechungszeiten und Hilfsmittel erforderlich. So verursacht zum Beispiel die Behandlung von Tinnitus andere Kosten als in Fällen, in denen Tinnitus von einer Hyperakusis begleitet wird, bei der nur Noiser in Frage kommen. Ganz anders sieht es dagegen wieder aus, wenn jemand gleichzeitig an Hörverlust und Tinnitus leidet, da dann Kombigeräte verwendet werden.

Detaillierter Kostenplan erforderlich

Es ist also unbedingt erforderlich, dass Sie sich einen detaillierten Kostenplan von Ihrem auf Tinnitus/Hyperakusis spezialisierten HNO-Facharzt, Hörakustiker, evtl. Psychologen geben lassen. Bitte achten Sie darauf, dass dieser Plan auch die Kosten der Nachbetreuung berücksichtigt.

Kostenbewilligung für Kompaktkuren reicht nicht aus

In aller Regel werden Ihnen bei sogenannten Kompaktkuren, die zwischen 7 und 21 Tagen dauern, nur die dafür erforderlichen Kosten genannt. In den allermeisten Fällen hat die Behandlung aber damit nicht ihr Bewenden. So kann im Rahmen des nachfolgenden Veränderungsprozesses der Tinnitus höher oder tiefer werden. Möglicherweise nimmt die Stressfähigkeit des Patienten zu, aber dies gilt nicht in allen Fällen. Es kann durchaus passieren, dass sich die Hyperakusis zwar abschwächt, der Tinnitus aber lauter wird. Diese und andere Entwicklungen sind weder genau vorherzusagen noch über einen Kamm zu scheren. Auf jeden Fall benötigen die Betroffenen je nach individuellem Verlauf weiter die Hilfe von Fachleuten, die auf diese Probleme spezialisiert sind. Dies sollte im Kostenplan unbedingt berücksichtig werden.

Maßnahmen bei verminderten Kostenzusagen

- Lassen Sie sich zunächst einen Kostenvoranschlag geben, der genau auf Ihre Befunde zugeschnitten ist, und reichen Sie diesen zuerst bei Ihrer Krankenkasse ein, oder besprechen Sie ihn dort.
- Wenn Ihre Krankenkasse nur eine verminderte Kostenzusage erteilt, sollten Sie in jedem Fall um eine Begründung bitten bzw. Akteneinsicht verlangen.
- Wenn sich Ihre Krankenversicherung an einem anderen Ort befindet, können Sie die Akten zu dem für Sie zuständigen Sozialgericht schicken lassen.
- Bitte beachten Sie, dass Ihr behandelnder Tinnitus-Spezialist nur dann eine Stellungnahme abgeben kann, wenn die Begründung der Kostenablehnung schriftlich vorliegt.
- In jedem Fall können Sie die Restkosten bei der BfA, LVA, Hauptfürsorgestelle, Arbeitgeber oder beim Finanzamt bei der Lohn-/Einkommensteuererklärung geltend machen.
- Wenn Sie mit der Entscheidung Ihrer Krankenkasse nicht einverstanden sind, haben Sie die Möglichkeit, gegen das Schreiben der Krankenkasse Widerspruch einzulegen. Wird auch dieser Widerspruch abgelehnt, bleibt Ihnen nur der Klageweg beim Sozialgericht (Erfahrungen mit Kosten und Kostenerstattungen [Stand Mai 2003]).

Fragebogen und Auswertung der Ergebnisse

- Gesetzliche Krankenversicherung (GKV) in aller Regel nicht
- Privatversicherungen in aller Regel ja

Kosten der Untersuchungen der verschiedenen Fachgebiete – Grundsatzfragen

Abklärungen der Kosten je nach Einzelfall

Diese Kosten werden in aller Regel von den gesetzlichen Krankenkassen übernommen. Ausnahmen gibt es aber für verschiedene sehr teure Untersuchungen (z.B. MRI ...). Deshalb empfehlen wir Ihnen, die Kostenübernahme im Einzelfall mit dem verordnenden Spezialisten und der jeweiligen Krankenversicherung abzuklären.

Mögliche Lücken im Budgetansatz

Das Zusammenfassen der verschiedenen Untersuchungsergebnisse sowie die umfangreiche Aufklärung des Patienten darüber, welche Ereignisse den Tinnitus ausgelöst haben könnten, ist evtl. nicht in dem Budgetansatz enthalten, dem Fachärzte bei der GKV unterliegen. Dies gilt auch für eine ausführliche Erörterung der notwendigen Therapiemaßnahmen. Bei Privatversicherten gibt es in diesem Bereich in der Regel keine Einschränkungen.

Kostenübernahme bei speziellen Untersuchungsmethoden

Counselling

Das Ergebnis einer gründlichen Abklärung aller heute bekannten Tinnitus-Auslöser kann sein, dass keiner in Frage kommt oder dass es nicht möglich ist, die Ursachen zu beseitigen. In einem solchen Fall wird der Tinnitus-Spezialist alle Befunde zusammenfassen und diese mit dem Tinnitus-/Hyperakusis-Betroffenen in Zusammenhang mit dem neurophysiologischen Modell erörtern und erklären. In diesem Gespräch werden sowohl die Kategorie, in die der Betroffene eingeordnet wird, wie auch die künftige Follow-up-Planung bestimmt.

In vielen Fällen macht es Sinn, zu diesen Gesprächen auch die Familienmitglieder hinzuzuziehen. Die Sitzungsanzahl sowie die Sitzungsdauer werden an das Befinden und die Aufnahmefähigkeit des Betroffenen angepasst. Im Durchschnitt wird für diese Besprechungen ein Zeitaufwand von ca. 2,5–3 Stunden benötigt.

In aller Regel lehnen die gesetzlichen Krankenkassen die Erstattung des Zeitaufwandes des HNO-Tinnitus-Spezialisten ab. Bei den Privatversicherten werden diese Kosten in aller Regel übernommen.

Dasselbe gilt für die erforderlichen Follow-up-Sitzungen mit dem HNO-Facharzt und weiteren Tinnitus-Spezialisten.

Technische Rehabilitation, Hilfsmittel

Gesetzliche Krankenversicherung (nach SGBV § 33, Hilfsmittel)

1. Die Versicherten haben Anspruch auf eine Versorgung mit Seh- und Hörhilfen, Körperersatzstücken, orthopädischen und anderen Hilfsmitteln, die im Einzelfall erforderlich sind, um den Erfolg der Krankheits-

behandlung zu sichern oder eine Behinderung auszugleichen. Diese Regelung gilt, soweit die Hilfsmittel nicht als allgemeine Gebrauchsgegenstände des täglichen Lebens anzusehen oder nach § 34 ausgeschlossen sind. Der Anspruch umfasst auch die notwendige Änderung, Instandsetzung und Ersatzbeschaffung von Hilfsmitteln sowie die Ausbildung in ihrem Gebrauch.
2. Ist für ein erforderliches Hilfsmittel ein Festbetrag nach § 36 festgesetzt, trägt die Krankenkasse die Kosten bis zur Höhe dieses Betrages. Für andere Hilfsmittel übernimmt sie die jeweils vertraglich vereinbarten Preise.

Hörgeräte

Gesetzliche Krankenkasse
Die GKV übernimmt die Kosten bis zur Höhe des Festbetrages. Das bedeutet für die Patienten, dass sie im Fall von Hörgeräten, die kosmetisch anspruchsvoller oder technisch aufwendiger sind, mit einer Zuzahlung aus eigener Tasche rechnen müssen.

Privatversicherung
Hier ist der individuelle Vertrag des Versicherten maßgeblich, mit dem Hilfsmittel versichert worden sind.

Noiser

Bei der GKV kommt es erfahrungsgemäß zu sehr unterschiedlichen Einzelfallentscheidungen. Ein Mehrzeitaufwand, insbesondere in den ersten Wochen bzw. Monaten, durch den Akustik-Tinnitus-Spezialisten wird häufig abgelehnt. Die Begründung lautet in aller Regel, dass der Mehrzeitaufwand nicht wissenschaftlich nachgewiesen sei.
    Bei Privatversicherten werden die Kosten in aller Regel getragen.

Kombigeräte aus Noisern und Hörgeräten

Bei der GKV ist wie im Fall der Verordnung von Noisern mit sehr unterschiedlichen Einzelfallentscheidungen zu rechnen.
Bei Privatversicherten werden die Kosten in aller Regel getragen.

Bedside-Noiser

Bei der GKV stellen wir ein weiteres Mal sehr unterschiedliche Einzelfallentscheidungen fest.
Dies trifft in diesem Fall auch für Privatversicherungen zu.

Otoplastiken, die zum Schlafen geeignet sind

Die GKV kommt hier zu sehr unterschiedlichen Einzelfallentscheidungen.
Bei Privatversicherungen werden diese in aller Regel übernommen.

Lärmschutz

Bei der GKV liegen sehr unterschiedliche Einzelfallentscheidungen vor.
Bei Privatversicherungen werden die dafür geeigneten Maßnahmen in aller Regel übernommen.

Batterien

Die GKV lehnt eine Kostenübernahme grundsätzlich ab.
Bei Privatversicherungen hängt dies von den im Versicherungsvertrag getroffenen Vereinbarungen ab.

Betreuung durch den auf Tinnitus spezialisierten
Psychologen

Bei der psychotherapeutischen Betreuung übernehmen die Krankenkassen in der Regel die vereinbarten Sätze, es ist aber ratsam, vorher bei den Kassen eine Anfrage zu machen.

Alternative Möglichkeiten der Kostenerstattung im Fall von medizinischen und berufsfördernden Leistungen zur Rehabilitation

Außer den Gesetzlichen Krankenversicherungen und den Privatversicherungen können noch andere Möglichkeiten der Kostenerstattung in Betracht gezogen werden, wenn es sich um eine ambulante Rehabilitationsmaßnahme handelt.

§ 15 Medizinische Leistungen zur Rehabilitation
Die medizinischen Leistungen zur Rehabilitation umfassen insbesondere:

1. Behandlungen durch Ärzte und Angehörige anderer Heilberufe, soweit deren Leistungen unter ärztlicher Aufsicht oder auf ärztliche Anordnung durchgeführt werden. Dies schließt die Anleitung der Versicherten, eigene Abwehr- und Heilungskräfte zu entwickeln, ein.
2. Arznei- und Verbandsmittel, Heilmittel einschließlich Krankengymnastik, Sprachtherapie und Beschäftigungstherapie.
3. Belastungserprobung und Arbeitstheorie.
4. Körperersatzstücke, orthopädische und andere Hilfsmittel einschließlich der notwendigen Änderung, Instandsetzung und Ersatzbeschaffung sowie der Ausbildung im Gebrauch der Hilfsmittel.

Rentenversicherung
(Landesversicherungsanstalt / Bundesversicherungsanstalt für
Angestellte)

§ 31 Sonstige Leistungen
Die Aufwendungen für nichtstationäre Leistungen dürfen im Bereich der Träger der Rentenversicherung der Arbeiter sowie im Bereich der BfA und der Bundesknappschaft im Kalenderjahr 7,5 % der Haushaltsansätze für die medizinischen, berufsfördernden und ergänzenden Leistungen zur Rehabilitation nicht übersteigen.

Für Berufstätige ergibt sich evtl. noch eine weitere Möglichkeit, zu einer Kostenerstattung zu kommen:

§ 31 Hauptfürsorgestelle (über den Arbeitgeber einzureichen)
Die begleitende Hilfe im Arbeits- und Berufsleben ist in enger Zusammenarbeit mit der Bundesanstalt für Angestellte (BfA) und den übrigen Trägern der Rehabilitation durchzuführen. Sie soll dahin wirken, dass die Schwerbehinderten in ihrer sozialen Stellung nicht absinken, auf Arbeitsplätzen beschäftigt werden, auf denen sie ihre Fähigkeiten und Kenntnisse voll verwerten und entwickeln können sowie durch Leistungen der Rehabilitationsträger und Maßnahmen der Arbeitgeber befähigt werden, sich am Arbeitsplatz und im Wettbewerb mit Nichtbehinderten zu behaupten.
Die begleitende Hilfe im Arbeits- und Berufsleben umfasst auch die nach den Umständen des Einzelfalles notwendige psychosoziale Betreuung Schwerbehinderter. Die Hauptfürsorgestelle kann bei der Durchführung dieser Aufgabe psychosoziale Dienste freier gemeinnütziger Einrichtungen und Organisationen beteiligen. Die Hauptfürsorgestelle soll außerdem darauf Einfluss nehmen, dass Schwierigkeiten bei der Beschaffung verhindert oder beseitigt werden. Zu diesem Zweck führt sie auch Schulungs- und Bildungsmaßnahmen für Vertrauensmänner und Vertrauensfrauen, Beauftragte der Arbeitgeber, Betriebs-, Richter-, Staatsanwalts- und Präsidialräte durch.

Die Hauptfürsorgestelle kann im Rahmen ihrer Zuständigkeit für die begleitende Hilfe im Arbeits- und Berufsleben aus den ihr zur Verfügung stehenden Mitteln auch Geldleistungen gewähren, insbesondere an Schwerbehinderte. Dies gilt für technische Hilfen

- zum Erreichen des Arbeitsplatzes
- zur wirtschaftlichen Selbstständigkeit
- zur Beschaffung, Ausstattung und Erhalt einer Wohnung, die den besonderen Bedürfnissen der Schwerbehinderten entspricht
- sowie zur Erhaltung der Arbeitskraft.

Unfallversicherung

Sehr häufig sind aber Tinnitus/Hyperakusis/Hörschäden die Folge eines Unfallgeschehens. Kam es zum Beispiel zu einem Schleudertrauma oder zu einem Lärmtrauma durch Knallen des Airbags, greift die Unfallversicherung.

Wichtig ist, dass die Unfallversicherung auch bei Spätfolgen angesprochen wird.

Berufsgenossenschaft

Ist der Tinnitus/Hyperakusis/Hörschaden Folge eines Berufsunfalls oder im Zusammenhang mit der beruflichen Tätigkeit (z.B. Lärm) entstanden, trägt die Kosten die Berufsgenossenschaft.

Sozialhilfe

Wenn Sie sozialhilfeberechtigt sind, werden die Kosten in aller Regel getragen.

Beihilfe

Die Kosten der TRT können, falls Sie beihilfeberechtigt sind, dort ebenfalls eingereicht werden. In aller Regel werden die Kosten von dort übernommen.

Arbeitgeber

Diesen können Sie ansprechen, wenn er Zuschüsse im Krankheitsfall gewährt.

Finanzamt

Steuerpflichtige können die Behandlungskosten auch unter gewissen Voraussetzungen beim Finanzamt geltend machen.

Steuerliche Absetzung

Sie gilt für außergewöhnliche Belastungen laut § 33 EstG – also zum Beispiel im Fall von Krankheitskosten, Kosten der Ehescheidung oder Kosten bei Sterbefällen.

Gesamtbetrag der Einkünfte (€)	bis 15.340,-	bis 51.130,-	über 51.130,-
Bei Steuerpflichtigen, die keine Kinder haben und bei denen die Einkommensteuer zu berechnen ist. § 32a Abs.1 EstG	5%	6%	7%
§ 32a Abs.5 oder 6 EstG, Splitting-Verfahren	4%	5%	6%
Bei Steuerpflichtigen mit bis zu 2 Kindern	2%	3%	4%
Bei Steuerpflichtigen mit 3 oder mehr Kindern	1%	1%	2%

Tabelle 2

Kreditfinanzierung

Auch dies ist eine weitere Möglichkeit, die von den Betroffenen immer häufiger – ähnlich wie im Fall einer Finanzierung von Zahnersatz – genutzt wird. Finanziert wird sowohl von der individuellen Hausbank wie auch von einigen auf Medizinprodukte spezialisierten Unternehmen (z.B. Medi-pay, siehe Anhang) zu den jeweils gültigen Kreditbedingungen.

Die häufigsten Fragen zu Tinnitus

Viele der hier zusammengestellten Fragen von Tinnitus-Betroffenen haben wir auf den vorangegangenen Seiten bereits angesprochen. Dennoch scheint es uns sinnvoll, einige Antworten nochmals im Zusammenhang mit den häufigsten Fragen zusammenzufassen, als eine Art unmittelbarer Erfahrungsaustausch unter Menschen mit Tinnitus. Die ganz unterschiedlichen, zum Teil widersprüchlichen Erfahrungen zeigen, dass jeder Tinnitus-Fall ganz individuell betrachtet werden muss und dass jeder Betroffene selbst aktiv erforschen sollte, was ihm guttut.

Was ist Tinnitus?
Tinnitus ist die medizinische Bezeichnung für Ohr- und Kopfgeräusche, denen keine von außen kommenden Schallwellen entsprechen.

Wie häufig tritt Tinnitus auf?
Tinnitus tritt häufig auf: 15 Prozent der Erwachsenen haben oder hatten zeitweise Tinnitus, etwa 8 Prozent sind dadurch beeinträchtigt, und etwa 1 bis 2 Prozent leiden schwer.

Macht Tinnitus schwerhörig?
Tinnitus macht nicht schwerhörig. Er geht aber oft mit Schwerhörigkeit einher.

Warum schwankt mein Tinnitus so stark?
Weil der Tinnitus in Teilen der zentralen Hörbahnen repräsentiert ist, und nicht im Innenohr. Das Zentralnervensystem ist vielfältigen Einflüssen wie Schlafentzug, Stress usw. ausgesetzt und plastisch veränderlich, so dass

auch der Tinnitus sehr variabel sein kann. Das ist kein schlechtes prognostisches Zeichen.

Gibt es eine Behandlung, die Tinnitus heilen kann?
Es gibt bisher keine medikamentöse oder anderweitige Methode, welche Tinnitus sicher heilen kann. Auch die Tinnitus-Retraining-Therapie stellt nur eine Verbesserung des Tinnitus in über 80 Prozent der Fälle in Aussicht.

Wird Tinnitus immer schlimmer?
Nein, Tinnitus ist keine schlimmer werdende Erkrankung. Wie stark Sie aber in Zukunft unter Ihrem Tinnitus leiden werden, hängt von der weiteren Behandlung ab.

Ist der Tinnitus ein Hinweis auf einen Gehirntumor?
Nur in seltenen Fällen verursacht eine gutartige Geschwulst der Hör- oder Gleichgewichtsnerven (Akustikusneurinom) Tinnitus. Die Befürchtung ist daher in fast allen Fällen unbegründet und darf nach der HNO-ärztlichen Tinnitus-Abklärung ruhig vergessen werden.

Was kann ich tun, damit mein Tinnitus nicht stärker wird?
Auch die Tinnitus-Retraining-Therapie hat prophylaktische Wirkung, es gibt aber keine vorbeugenden Diäten oder Medikamente. Leben Sie vernünftig und maßvoll, und vermeiden Sie insbesondere gehörschädigenden Lärm.

Können alternativ-medizinische Methoden bei Tinnitus helfen?
Es gibt keine auch noch so exotische Tinnitus-Behandlung, die nicht schon dem einen oder anderen geholfen hätte. Im Gegensatz zu alternativ-medizinischen Methoden ist jedoch die Tinnitus-Retraining-Therapie wissenschaftlich begründet. Und durch klinische Erfahrungen belegt. Es kann allerdings sein, dass ganzheitliche Methoden Ihr allgemeines Befinden verbessern, es fällt Ihnen dann auch leichter, Ihre Tinnitus-Probleme zu verarbeiten. Hüten Sie sich jedoch vor Behandlungen, die ernsthafte Nebenwirkungen haben können.

Wo finde ich Hilfe?
Wenden Sie sich an Ihren Hausarzt, einen HNO-Facharzt oder an die Tinnitus-Selbsthilfegruppen (Adressen finden Sie auf Seite 205ff). Wichtig ist in erster Linie, dass Sie sich gründlich informieren. Das Buch, das Sie in den Händen halten, informiert Sie ausführlich. Es kann aber nicht Auskunft darüber geben, wer an Ihrem Wohnort ein Rehabilitationsprogramm durchführt, wie wir es geschildert haben.

Die Mitgliedschaft in einer Tinnitus-Selbsthilfegruppe kann Ihnen hier weiterhelfen. Auch über unsere Internet-Seiten können Sie sich darüber informieren.

Wegen eines Hörschadens habe ich Tinnitus. Wird er lauter, wenn ich älter und schwerhöriger werde?
Nein, Tinnitus ist nicht Folge einer Schwerhörigkeit. Es ist aber immer schwierig, etwas über den zukünftigen Verlauf einer Tinnitus-Erkrankung zu sagen. Alles hängt im Einzelfall von der weiteren Behandlung ab.

Wie stehen die Chancen, dass mein Tinnitus verschwindet?
Es kommt darauf an, wie lange er schon besteht und wodurch er hervorgerufen wurde. Das Ziel der TRT ist die Habituation des Tinnitus, nicht seine völlige Heilung. Aus Statistiken können Sie aber entnehmen, dass bei etwa 7 Prozent der Patienten nach der TRT der Tinnitus völlig verschwindet.

Mein Tinnitus hindert mich beim Hören. Werde ich völlig taub?
Diese beiden Krankheitssymptome hängen nicht unbedingt zusammen. Bei einem Hörschaden mit Tinnitus ist die akustische Wahrnehmung immer sehr erschwert.

Ich leide unter Hörverlust. Warum kann ich manche Geräusche nicht aushalten? Manchmal ist alles zu laut.
Evtl. handelt es sich um eine Hyperakusis oder Misophonie. Dies sollten Sie von einem HNO-Arzt im Rahmen der TRT abklären lassen.

Warum wird mein Tinnitus beim Gähnen, Blinzeln, Kauen lauter?
Dieses häufig berichtete Phänomen kann nur individuell abgeklärt werden.

Ich habe gelesen, dass Akupunktur, Heilkräuter, Magnete, Reflexzonenmassage oder Hypnose bei Tinnitus helfen. Was soll ich probieren?
Abzuraten ist von »Therapie-Hopping«. Sie sollten nicht wahllos Therapieangebote annehmen, sondern mit Ihrem Arzt besprechen, welche Therapie für Sie am besten ist.

Ich glaube, dass die Tabletten, die ich gegen eine andere Erkrankung nehme, meinen Tinnitus verschlimmern. Soll ich sie nicht mehr einnehmen?
Dies ist mit dem verordnenden Arzt abzuklären.

Ein Hörgerät verschlimmert meinen Tinnitus, aber ich würde gerne besser hören!?
Suchen Sie einen erfahrenen Hörakustiker auf, der eine Ausbildung zum Tinnitus-Experten absolviert hat. Oft werden Hörgeräte zu laut eingestellt. Dann passiert es ähnlich wie bei Maskierungen, dass der Tinnitus eine gewisse Zeit lauter wird.

Ich habe Tinnitus in einem Ohr. Muss ich zwei Geräte tragen?
Ja.

Muss ich den Sanus-Noiser für immer tragen?
Nein. Nur bis die Habituation eingesetzt hat.

Mein Tinnitus kommt und geht, soll ich den Sanus-Noiser jeden Tag tragen?
Ja.

Ich muss bei der Arbeit Ohrenschützer tragen. Aber dadurch bemerke ich meinen Tinnitus stärker. Was kann ich tun?
Es ist bei einigen Modellen möglich, eine Kombination mit Sanus-Noisern zu konstruieren.

Kann Tinnitus durch den Sanus-Noiser lauter werden?
Bei den meisten Menschen ist die Tinnitus-Wahrnehmung Schwankungen ausgesetzt. Diese Schwankungen sind vom Sanus-Noiser unabhängig.

Warum muss ich so oft zur Therapie kommen?
Der Therapieerfolg hängt von einer regelmäßigen Wiederholung des theoretischen Hintergrundes und immer wieder neuen Einübung der Retraining-Maßnahmen ab. Darüber hinaus ist eine Dokumentation des Behandlungsverlaufes notwendig.

Warum darf ich den Tinnitus nicht maskieren?
Weil in sehr vielen Fällen der Tinnitus dann für eine Zeitlang lauter wird. Wenn der Tinnitus maskiert wird, kann keine Habituation einsetzen, die Voraussetzung für eine Verminderung des Tinnitus ist.

Mein Tinnitus ist sehr alt. Kann ich jetzt noch habituieren?
Die Tinnitus-Retraining-Therapie wurde zunächst gerade für chronische Fälle entwickelt. Es gibt sehr viele Beispiele einer gelungenen Therapie, auch wenn der Tinnitus schon zehn Jahre oder länger bestanden hatte.

Was gehört zur Behandlung?
Zur Behandlung gehören obligatorisch das Counselling sowie eine Schallbehandlung, die aber nicht immer mit tragbaren Rauschgeräten verbunden sein muss. Vorher muss eine HNO-ärztliche Untersuchung durchgeführt werden, psychologische Begleitmaßnahmen können im Einzelfall sinnvoll oder notwendig sein.

Kann ich den Sanus-Noiser einfach kaufen?
Ohne Beratung und Begleitung, ohne Counselling ist die Behandlung nicht erfolgversprechend.

Kann mir die TRT helfen, obwohl ich seit fünfzehn Jahren Masker trage?
Ja. Sanus-Noiser unterscheiden sich methodisch grundlegend von Maskern.

Wirkt der Sanus-Noiser nur tagsüber, oder ist es gut, ihn auch nachts zu tragen – und warum?
Viele tragen ihn nachts sehr gern, um besser ein- oder durchschlafen zu können. Auch im Schlaf wirkt die Tinnitus-Retraining-Maßnahme und die Wirkung des Rauschens auf die zentrale Hörbahn, um den Tinnitus zu verringern.

Wann ist Lärmschutz ratsam und warum?
Lärmschutz ist auch bei Tinnitus-Patienten immer dann angezeigt, wenn der Lärm auch Normalhörende schädigen würde.

Warum soll ich keinen Lärmschutz tragen, wenn ich Hyperakusis habe?
Damit die Desensibilisierung nicht gestört wird und damit der Tinnitus nicht lauter wird.

Können Alkohol- oder Zigarettenkonsum den Tinnitus verschlimmern?
Alkohol- und Zigarettenkonsum sind ungesund und grundsätzlich zu vermeiden. Der Tinnitus kann im Einzelfall positiv oder negativ beeinflusst werden, ein gesicherter Nachweis der Wirkung konnte bisher nicht erbracht werden.

Wissenschaftliches Nachwort

von Prof. Dr. rer. nat. Gerald Langner

Moderne Methoden der Hirnforschung zeigen:

Tinnitus beruht auf gestörter zentralnervöser Informationsverarbeitung

»Der Lärm aber ist die impertinenteste aller Unterbrechungen, da er sogar unsere eigenen Gedanken unterbricht, ja zerbricht!« schrieb, Schopenhauer. Um so schlimmer, wenn der Lärm nicht aus der Umwelt, sondern aus unserem Körper stammt. Geradezu verzweifelt erscheint uns die Situation, wenn der Arzt uns weder helfen kann noch zu erklären vermag, wie der unerträgliche Lärm entsteht und wann er wieder aufhört. Den Arzt trifft freilich keine Schuld an dem Dilemma. Denn die Wissenschaft hat bis jetzt nur vage und sich häufig widersprechende Vermutungen über die möglichen Ursachen von Tinnitus angeboten. Erst in jüngster Zeit kann man durch den Einsatz moderner Methoden der Hirnforschung den Ort der Tinnitus-Entstehung eingrenzen. Man erhält damit auch die Grundlage für ein wissenschaftlich fundiertes Erklärungsmodell.

Weil es sich beim Tinnitus in der großen Mehrzahl der Fälle um eine rein subjektive Wahrnehmung handelt, ist dieses Phänomen naturwissenschaftlichen Untersuchungsmethoden nur beschränkt zugänglich. Auch fehlte es bisher an einem Tiermodell, das – entsprechend vielen anderen Krankheiten – eine systematische Untersuchung der Ursachen erlaubt hätte. Die dem subjektiven Tinnitus zugrunde liegenden Veränderungen im Hörsystem sind daher noch weitgehend ungeklärt. Zwar weiß man, dass dem Tinnitus zumeist irgendeine traumatische Einwirkung auf das Gehör vorausgeht. Es ist aber bisher nicht bekannt, ob es je nach Ursache verschiedene Formen von Tinnitus gibt oder ob die verschiedensten Ursachen sich letztlich in gleicher Weise auswirken. Für eine Therapie und Prävention ist die wissenschaftliche Erklärung des Tinnitus-Phänomens jedoch von zentraler Bedeutung.

Die bisher fehlenden wissenschaftlichen Grundlagen haben dazu geführt, dass heute eine Vielzahl unterschiedlicher, zum Teil abenteuerlich anmutender Therapien angeboten werden, die zumeist auf schmaler wissenschaftlicher Basis stehen. Heilerfolge solcher Methoden erweisen sich dementsprechend bei näherem Hinsehen in der Regel auch als Einzelfälle, die einer statistischen Überprüfung nicht oder nur ungenügend standhalten.

Die Informationsbahnen des Gehörs

Wissenschaftliche Untersuchungen führen zu der Schlussfolgerung, dass der Tinnitus nicht im Innenohr, sondern im zentralen Hörsystem lokalisiert ist. Um dies zu verstehen, müssen wir uns den Weg vom Ohr zum Cortex und den Vorgang, der zur Hörwahrnehmung führt, nochmals vergegenwärtigen.

Ein Schallereignis besteht aus Luftschwingungen. Sein Frequenzgehalt bestimmt seinen Klang. Aus Intensitäts- und Zeitinformationen ermittelt unser Gehör einerseits die Richtung und andererseits die Tonhöhe des Schalls. Die Schallschwingungen lösen – nach ihrer Übertragung durch den Gehörgang, das Trommelfell und die Gehörknöchelchen des Mittelohrs – im Innenohr Schwingungen der sogenannten Basilarmembran aus. Dies wiederum lässt die hauchdünnen Härchen vibrieren, die auf den rund 15 000 Sinneszellen des Innenohrs, den Haarzellen, sitzen. Welche Haarzellen von einem akustischen Signal aktiviert werden, hängt von dessen Frequenz-Zusammensetzung ab.

Durch die Vibration werden die Härchen umgebogen, wodurch sich ihre winzigen Ionenkanäle öffnen. Elektrisch geladene Ionen strömen durch die Ionenkanäle aus der Innenohrflüssigkeit in die Haarzellen, deren elektrisches Potential sich dadurch verändert. Diese Aktivität veranlasst sie, einen Botenstoff (Transmitter) auszuschütten. Das wiederum aktiviert die nach-

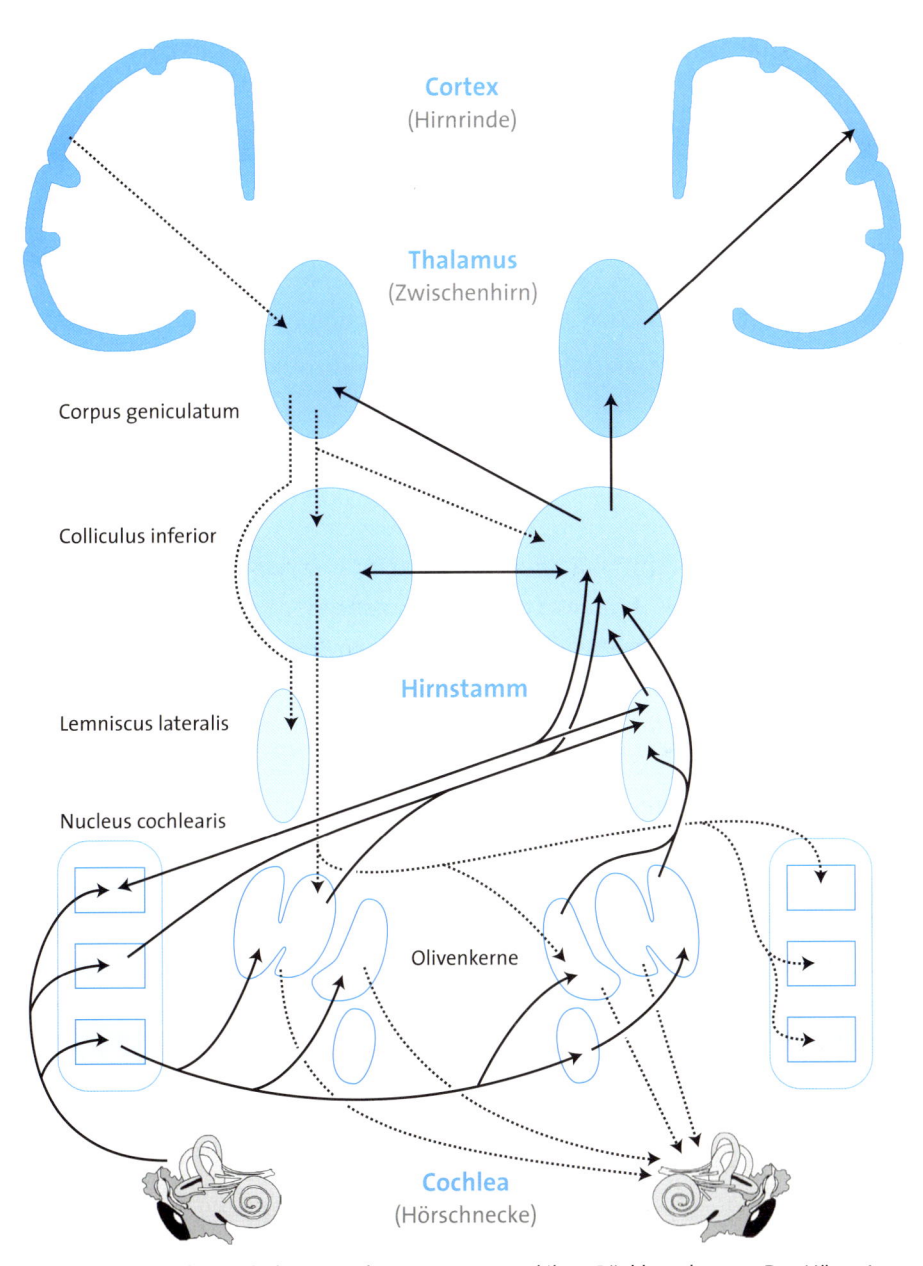

Tinnitus beruht auf gestörter zentralnervöser Informationsverarbeitung

Abb. 16: Schema der Hörbahn vom Ohr zum Cortex und ihrer Rückkopplungen. Das Hörsystem ist ein stark vernetztes, nichtlineares System mit Rückkopplungen; solche Systeme haben eine starke Neigung zum Schwingen.

geschalteten Nervenzellen im sogenannten Spiralganglion, die mit den Haarzellen über Synapsen Kontakt haben. Von hier gelangt die Erregung in die hierarchisch angeordneten Hörzentren des Hirnstamms. Die Frequenz-Zusammensetzung der akustischen Signale spiegelt sich in der räumlichen Anordnung der durch sie aktivierten Nervenzellen wider. Nach mehrfacher Umschaltung und neuronaler Verarbeitung erreicht die Information schließlich das Hörgebiet der Großhirnrinde, den Hörcortex, wo es zur bewussten Wahrnehmung kommt.

Wie das Schema in Abbildung 16 (auf der vorhergehenden Seite) zeigt, wird die Information aber nicht nur aufwärts von den Haarzellen zum Cortex geleitet, sondern über zahlreiche Verbindungen auch abwärts. Diese Rückkopplungen dienen offenbar dazu, die aufsteigende Hörinformation in sinnvoller Weise zu filtern. Wichtige Signale müssen verstärkt und unwichtige ausgeblendet werden. Dazu bedarf es einer Vielzahl von Kontrollmechanismen, die in dem vereinfachten Schema nur angedeutet sind. Unsere Reaktionen auf akustische Signale reichen, wie jeder weiß, von einfachen Reflexen (Erschrecken, Zusammenzucken, Kopfwendung) über die Erregung von Aufmerksamkeit (Hinhören, Interessebekundung, Konzentration) bis zur emotionalen Reaktion (gekennzeichnet etwa durch Schreck, Angst, Betroffenheit, Rührung, Freude). Dazu muss das Hörsystem mit anderen Teilen des Gehirns verbunden sein, die die Reflexe steuern, die Aufmerksamkeit kontrollieren (Formatio reticularis) oder die Signale gefühlsmäßig bewerten (Limbisches System).

Obwohl solche Reaktionen natürlich auch von anderen Sinnessystemen ausgehen, scheint das Hörsystem in der Evolution die Rolle des Frühwarnsystems übernommen zu haben. Es ist besonders geeignet, Gefahren rechtzeitig anzuzeigen, um den Organismus auf Flucht oder Verteidigung vorzubereiten. Das erklärt, warum Lärm und Tinnitus unmittelbar zu Stressreaktionen führen bzw. mit ihnen verbunden sind (siehe obiges Schopenhauer-Zitat).

Hypothesen zur Entstehung von Tinnitus

Wie in diesem Buch bereits dargestellt, unterscheidet man zwischen objektivem und subjektivem Tinnitus.

Beim selteneren objektiven Tinnitus kann das Geräusch mit einem empfindlichen Mikrofon gemessen werden. Es entsteht durch körpereigene Schallquellen, die – wie andere Geräusche auch – die Härchen der Innenohr-Haarzellen in Schwingungen versetzen. Bei den ebenfalls schon beschriebenen otoakustischen Emissionen sind es die Haarzellen selbst, die Schwingungen erzeugen. Diese werden dann von den Membranen des Innenohrs auf die Kette der Gehörknöchelchen übertragen und von dort über das Trommelfell in die Luft abgegeben. Das dabei auftretende Pfeifen kann so laut werden, dass es von außen ohne Hilfsmittel wahrzunehmen ist.

Unter Hörphysiologen kursiert die Geschichte von einem Hund, dessen otoakustische Emission ein unerträglicher Pfeifton war. Dieser Ton ließ jedes Gespräch verstummen, sobald der Hund sich näherte. Ob der Hund das Geräusch selbst wahrgenommen hat, lässt sich nicht sagen. Der Mensch jedenfalls nimmt seine eigenen otoakustischen Emissionen meist nicht wahr, insbesondere dann nicht, wenn es sich um Dauertöne handelt. Mit (subjektivem) Tinnitus haben die otoakustischen Emissionen allerdings nichts zu tun.

Für den Tinnitus-Betroffenen wäre es wohl eine Erleichterung, zu wissen, dass andere seinen Tinnitus ebenfalls hören können und dass dieser in absehbarer Zeit dank Gewöhnung »unhörbar« würde. Wie der Psychophysiker Zwicker in einer großangelegten Studie gezeigt hat, schließen sich otoakustische Emissionen und Tinnitus aber geradezu aus. Während erstere nur von gesunden Teilen des Innenohrs ausgehen, ist Tinnitus zumeist ein Hinweis auf einen Hörschaden (Hörminderung oder Hörverlust).

Da es sich bei den otoakustischen Emissionen also um objektiv nachweisbare Schwingungen handelt, die sich – im Gegensatz zum (subjektiven) Tinnitus – mit passenden akustischen Signalen sogar zu sogenannten Schwebungen überlagern können, sind sie dem Bereich des objektiven Tinnitus zuzuordnen.

Akustische Signale entstehen bekanntlich durch Schwingungen, sei es durch die Schwingungen der Saiten eines Musikinstruments, durch die menschlicher oder tierischer Stimmbänder oder etwa die von Blättern im Wind. Im Gegensatz zum Gesehenen handelt es sich beim Gehörten also immer um zeitliche Informationen. Das spiegelt sich wider in zeitlich strukturierten Erregungsmustern von Nervenzellen sowie in oszillatorischen Eigenschaften der Sinneszellen im Innenohr und bestimmter Nervenzellen im Hirnstamm. Diese zeitlichen Erregungsmuster und Oszillationen signalisieren nicht nur die Richtung, aus der ein Schallsignal auf das Ohr trifft, sondern auch die Grundfrequenzen und damit die Tonhöhen von akustischen Signalen.

Es lag natürlich nahe, die Sinneszellen im Innenohr und die Nervenzellen im Hirnstamm wegen ihrer Neigung zu spontanen Oszillationen als mögliche Tinnitus-Generatoren in Betracht zu ziehen. Aber sowohl bei einem natürlichen, aus der Umwelt kommenden Schallereignis als auch bei einer eventuellen Erzeugung des Tinnitus in Innenohr oder Hirnstamm müssen zunächst Nervenzellen im Hirnstamm aktiviert werden. Erst dann kann eine Aktivierung des Hörcortex und damit eine Hörwahrnehmung auftreten.

Die Tatsache, dass Tinnitus in der Regel mit einem mehr oder minder großen Hörschaden verbunden ist, also mit weniger Aktivität der Haarzellen, hat zu weiteren Hypothesen über seine Entstehung geführt. Physiologische Experimente haben gezeigt, dass sich das Hörsystem durch eine wohldefinierte Balance zwischen Erregung und Hemmung auszeichnet. Diese Balance könnte durch die verminderte Eingangsaktivität dahin gehend gestört sein, dass das zentrale Hörsystem aktiviert wird.

Weiterhin ist aus dem Sehsystem bekannt, dass an Kanten der Sehkurve durch sogenannte laterale Hemmung eine der Wahrnehmung förderliche, verstärkte Aktivität auftreten kann. Da Höreinbrüche bei bestimmten Frequenzen vergleichbare Kanten hervorrufen können, mag dies auch zu entsprechend verstärkten Aktivitäten im Gehör führen.

Schließlich wurde oben darauf hingewiesen, dass sich das Hörsystem durch starke Rückkopplungen auszeichnet. Da das Hörsystem – im Sprachgebrauch der Systemtheorie – als ein sogenanntes nichtlineares System an-

Tinnitus beruht auf gestörter zentralnervöser Informationsverarbeitung 195

zusehen ist, muss bei Störungen (z.B. bei Hörschäden) mit dem Auftreten von Schwingungen gerechnet werden.

Die verschiedenen Hypothesen zur Tinnitus-Entstehung unterscheiden sich nicht nur in den vorgeschlagenen Mechanismen, sondern lassen auch unterschiedliche Entstehungsorte vermuten:

- Entstünde der Tinnitus im Innenohr, müsste man erhöhte Aktivitäten im gesamten Hörsystem beobachten können.
- Entstünde der Tinnitus durch ein Ungleichgewicht zwischen Erregung und Hemmung, sollte zumindest das auditorische Mittelhirn (Colliculus inferior) als niedrigste Station erhöhte Aktivität zeigen.
- Entstünde der Tinnitus infolge nichtlinearer Rückkopplungen, könnten die entsprechenden Aktivitäten aber auch erst auf der höchsten Ebene des Hörsystems, also im Cortex, auftreten.

Um zu zeigen, wo der Tinnitus tatsächlich entsteht, kann man versuchen, solche Aktivitäten mit verschiedenen Methoden der modernen Hirnforschung nachzuweisen.

Wie man sich eine Entstehung des Tinnitus im Zentralnervensystem prinzipiell vorstellen kann, zeigen die Abbildungen 17 A bis D. Die Kugel stellt die Aktivierbarkeit des Hörsystems in einem bestimmten Frequenzbereich

Abb. 17 A bis D: Das Gehör als Schwingungssystem. Diese Modellvorstellung zur Entstehung von Tinnitus zeigt am Beispiel einer Kugel die Aktivierung des normalen Gehörs (A und B) und die des geschädigten Gehörs (C und D).

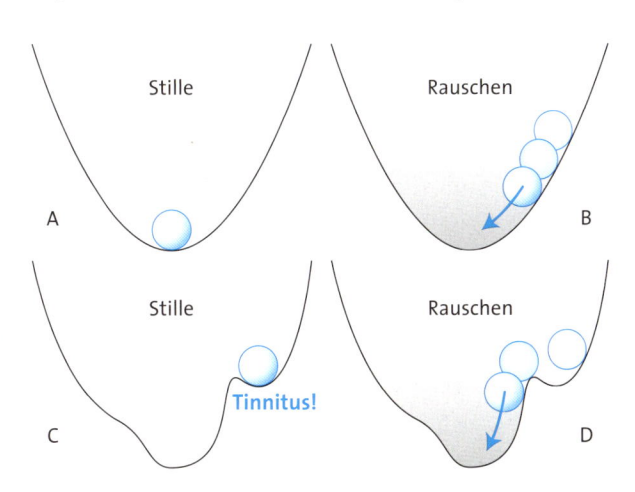

bildlich dar. Bei Stille hält sich die Kugel im Tal der »Hörmulde« auf (Abb. 17 A). Wird das Hörsystem aktiviert, zum Beispiel durch (rosa) Rauschen, dann fängt die Kugel an, auf- und abzuschwingen (Abb. 17 B). Bei einem gestörten Gehör gibt es Einbrüche, in denen die Kugel nach Aktivierung oder bei erhöhter Verstärkung durch die Rückkopplungen »gefangen« werden kann: Tinnitus tritt auf (Abb. 17 C). Rauschen kann die Mulde mit Aktivität füllen, so dass die Kugel »befreit« werden kann: Der Tinnitus verschwindet (Abb. 17 D).

Nachweis und Lokalisation von Tinnitus

Es ist bekannt, dass aktive Nervenzellen ihren relativ hohen Energiebedarf hauptsächlich über die Aufnahme von Glukose (Traubenzucker) decken. Die sogenannte Deoxyglukose wird von Nervenzellen wie normale Glukose aufgenommen, kann dann aber von den Zellen nicht abgebaut werden. Sie reichert sich daher in aktiven Nervenzellen an. Durch die Radioaktivität eines der Kohlenstoffatome des Zuckermoleküls senden diese Nervenzellen dann radioaktive Strahlung aus.

Entsprechende Versuche an Mäusen wurden in der Arbeitsgruppe für Neuroakustik an der TU Darmstadt durchgeführt. Zum Nachweis wurden dabei in 20 μm dünne Scheiben geschnittene Gehirne zwei Wochen lang auf Röntgenfilme gelegt. Je schwärzer ein Gebiet auf den dadurch entstandenen »Röntgenbildern« erscheint, desto mehr Glukose haben die betreffenden Nervenzellen für ihre Reaktionen auf akustische Signale oder auf einen Tinnitus gebraucht.

Dass die mit einem Tinnitus einhergehenden Veränderungen im Gehirn mit Lernvorgängen vergleichbar sind, kann an den Mäusegehirnen mit einer immunologischen Methode nachgewiesen werden, nämlich mithilfe eines Antikörpers, des sogenannten c-fos-Proteins. Dieses wird im Gehirn bei neuen Reizen gebildet und führt zu Veränderungen im Zellstoffwechsel.

Bei dieser Methode kann man unter dem Mikroskop an Gehirnschnitten erkennen, welche Nervenzellen durch einen neuen Reiz, zum Beispiel einen neu entstandenen Tinnitus, direkt oder indirekt erregt wurden.

Es ist bekannt, dass hohe Aspirin-Dosen (vergleichbar mit Dosen, die bei Rheumakranken eingesetzt werden) und Knalltraumata (z.B. durch Schusswaffen, Feuerwerkskörper) beim Menschen und beim Tier einen vorübergehenden Tinnitus auslösen können. Diese Effekte wurden in Darmstadt genutzt, um Tinnitus experimentell bei Mäusen auszulösen.

In einer Serie von Versuchen wurde die Gehirnaktivität von Mäusen mittels radioaktiver Deoxyglukose nachgewiesen. Einer Gruppe von Mäusen wurde zuvor Aspirin in hohen Dosen verabreicht bzw. durch eine handelsübliche Spielzeugpistole ein Knalltrauma gesetzt. Einer anderen Gruppe wurde im Rahmen eines Kontrollversuchs ein mäßig lauter, mit einem Tinnitus vergleichbarer Pfeifton vorgespielt. Eine weitere Gruppe überließ man ausschließlich ihren Eigengeräuschen.

Wie diese Untersuchungen gezeigt haben, ist als Folge der hohen Aspirin-Dosen und des Knalltraumas die neuronale Aktivität in den Hörzentren des Hirnstamms im Vergleich zum Normalfall unterdrückt. In den Abbildungen 18 A bis C (auf der nächsten Seite) sind die Versuchsergebnisse schematisch aufgezeigt (hier dargestellt: die erste Station *Nucleus cochlearis*, die Mittelhirnstation *Colliculus inferior* und die Hirnrinde, der *Cortex*; siehe auch Abb. 3, Seite 59).

Ein Tier erzeugt in ruhiger Umgebung (Abb. 18 A) ausreichend Eigengeräusche, um alle Stufen des zentralen Hörsystems zu aktivieren. Dagegen wird ein mäßig lauter Dauerton (Pfeifton von außen), der noch den Colliculus inferior aktiviert, vom Cortex unterdrückt (Abb. 18 B). Aus eigener Erfahrung wissen wir, daß man einen solchen Ton oft nach kurzer Zeit nicht mehr bewußt wahrnimmt. Bei einer Schädigung des Gehörs (im Versuch mittels Aspirin oder Knalltrauma) kann man hingegen bis zum Mittelhirn eine Unterdrückung der Aktivität beobachten, während der Cortex gleichzeitig aktiviert ist (Abb. 18 C).

Diese Unterdrückung beweist, dass die Haarzellen im Innenohr tatsächlich geschädigt waren und dadurch weniger (und keinesfalls mehr) Signale

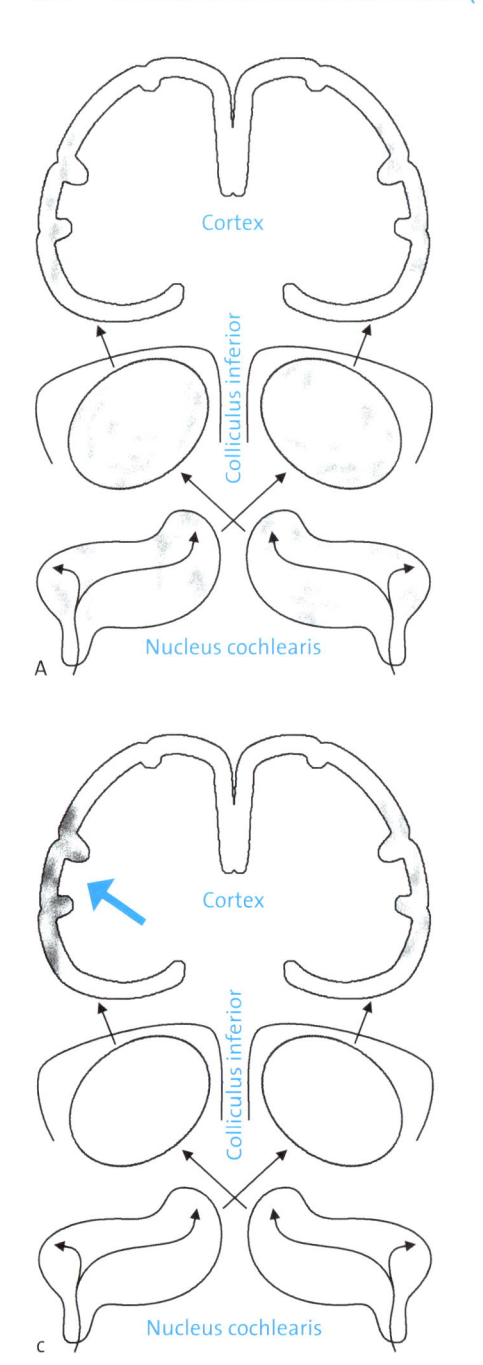

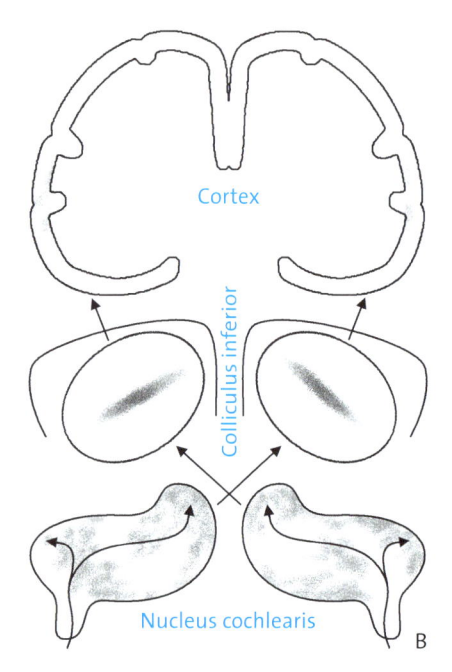

Abb. 18 A bis C: Deoxyglukose-Versuche an Mäusen. Schematische Darstellung der Ergebnisse

A: Normalzustand – leise Umgebungsgeräusche aktivieren das Gehör und damit die Hörgebiete des Hirnstamms (siehe graue Schattierungen). Die Hirnstammaktivierung ist normalerweise die Voraussetzung für die Aktivierung des Hörcortex.

B: Dauerton – ein mäßig lauter Pfeifton von außen aktiviert zwar den Hirnstamm, aber nicht den Cortex. Der Ton wird bei längerer Präsentation also nicht wahrgenommen.

C: Tinnitus – Aktivitätsmessungen nach Auslösung einer Hörstörung zeigen unterdrückte Aktivität im Hirnstamm, aber erhöhte Aktivität im Hörcortex; offenbar wird die zur Tinnitus-Wahrnehmung nötige Aktivierung des Hörcortex im Gehirn selbst, d.h. zentral, erzeugt.

in das Gehirn geschickt haben. Hätten die Haarzellen einen Tinnitus erzeugt, dann hätte sich das in einer Aktivierung des auditorischen Hirnstamms zeigen müssen. Da eine solche nicht eingetreten ist, fallen hier sowohl die Erregung der Sinneszellen als auch die Erregung von oszillatorischen Nervenzellen im Hirnstamm als Ursachen für Tinnitus aus. Obwohl Aktivitäten in Nucleus cochlearis und Colliculus inferior fehlen, lässt sich aber in denselben Gehirnen eine starke Aktivierung im Hörcortex nachweisen. Das bedeutet, dass die Tiere subjektiv etwas gehört haben müssen – obwohl kein entsprechendes Signal im Hirnstamm zu beobachten war. Die Tiere hatten also Tinnitus. Da diese Aktivierung nur im Gehirn, und zwar erst oberhalb des Hirnstamms, entstanden sein kann, *muss die Verschaltung des zentralen Hörsystems selbst für den Tinnitus verantwortlich sein.*

Durch den Einsatz moderner neurobiologischer Untersuchungsmethoden ist es also möglich, unterschiedliche Aktivitätsmuster im Gehirn hinsichtlich einer Auslösung von Tinnitus zu vergleichen und diesen als Störung der auditorischen Informationsverarbeitung objektiv zu klassifizieren. Die Ergebnisse zeigen, dass eine Beeinträchtigung des Hörvermögens (periphere Schwerhörigkeit) zu Tinnitus führen kann. Dieser entsteht aber, zumindest im Tiermodell, erst im Gehirn selbst und wird nicht schon im Ohr erzeugt (zentrale Tinnitus-Entstehung). Ort und Mechanismus der Hörschädigung sind also zu unterscheiden von Ort und Mechanismus der Tinnitus-Entstehung.

Andere Wissenschaftler in Deutschland und den USA haben inzwischen die sogenannte Positronen-Emissions-Technik (PET) an Patienten eingesetzt, um objektiv nachzuweisen, dass der Hörcortex bei Tinnitus aktiviert ist. Auch hierbei wird radioaktive Strahlung genutzt, um den Energieverbrauch von Zellen, in diesem Fall von denen des menschlichen Cortex, anzuzeigen. Wie zu erwarten war, ist eine entsprechende Aktivierung auch tatsächlich zu beobachten.

Bei den Untersuchungen in den USA konnte auch deutlich gemacht werden, dass der Tinnitus offenbar im zentralen Hörsystem entstanden sein musste. Die cortikale Tinnitus-Aktivität, die bei den ausgewählten Patienten durch Kieferbewegungen verändert werden konnte, wirkte sich nämlich –

anders als bei einem einseitig angebotenen Vergleichston – nur auf die Aktivität der einen Cortexhälfte aus.

Diese Befunde bestätigen ältere Beobachtungen an Patienten, die ebenfalls auf eine zentrale Tinnitus-Entstehung hinweisen. Bei einigen ertaubten Patienten, die unter stark quälendem Tinnitus litten, wurde der Hörnerv durchtrennt, der das Innenohr mit dem Hirnstamm verbindet. Da trotz dieses schweren Eingriffs der Tinnitus häufig nicht verschwand, war bewiesen, dass bei diesen Patienten der Tinnitus zumindest eine zentrale Komponente haben musste.

Nachweis des Stressfaktors

Ein Hörschaden führt offenbar nicht zwangsläufig zu Tinnitus. Viele schwerhörige Menschen bleiben glücklicherweise davon verschont. Trotzdem scheinen unter bestimmten Umständen die pathologischen Veränderungen der Schallübertragungseigenschaften im Innenohr der Auslöser für Tinnitus zu sein. Wie in diesem Buch bereits mehrfach betont, scheint Stress hierbei eine entscheidende Rolle zu spielen.

Deshalb ist als ein weiterer Befund aus den Untersuchungen der Darmstädter Arbeitsgruppe für Neuroakustik im Hinblick auf die Tinnitus-Therapie wichtig: Man beobachtete eine starke Aktivierung emotions- und aufmerksamkeitssteuernder Gehirnstrukturen.

Diese Beobachtung lässt sich in folgender Weise deuten: Tinnitus kann entstehen, wenn das Gehirn versucht, eine Hörstörung zu kompensieren. Dazu nutzt es die für Verstärkung und Filterung von wichtigen Signalen vorgesehenen Rückkopplungsschleifen. Diese werden aber durch die emotions- und aufmerksamkeitssteuernden Gehirnstrukturen kontrolliert, die bei Stress besonders stark aktiviert werden. Die unmittelbare Folge kann nun sein, dass es dabei zur Überkompensation der Hörstörung kommt. Das ist vergleichbar mit dem Versuch eines Toningenieurs, die leise Stimme eines Redners durch größere Verstärkung auszugleichen. Dabei kann es zu nichtlinearen akustischen Rückkopplungen kommen, die sich ebenfalls in Pfeifgeräuschen äußern.

Durch die dargestellten Ergebnisse konnte der mögliche Entstehungsmechanismus von Tinnitus auf zentralnervöse Bereiche eingegrenzt werden. Auf dieser Grundlage kann nun gezielt nach weiteren Möglichkeiten gesucht werden, Tinnitus günstig zu beeinflussen oder ganz zu beseitigen. Es spricht vieles dafür, dass sich die an Mäusen gefundenen Ergebnisse auf den Menschen übertragen lassen. Die Wirksamkeit einer potenten Therapieform würde sich dann daran messen lassen, in welchem Maße die krankhafte Aktivität im Hörcortex unterdrückt wird.

Es ist zu hoffen, dass die Tinnitus-Forschung dadurch neue Impulse erhält und dass das Augenmerk der Therapeuten sich nun verstärkt – wie bei der TRT – auf zentralnervöse Prozesse richtet. Die Resultate belegen auch, wie die Anwendung moderner neurobiologischer Methoden in der Grundlagenforschung zu klinisch relevanten Ergebnissen führen kann.

Anhang

Beurteilung und Bewertung von Ohrgeräuschen

Nach dem Bundesversorgungsgesetz (Stand 1996):

Ohrgeräusche/Tinnitus	GdB/MdE[1]
Ohne nennenswerte psychische Begleiterscheinungen	0 bis 10
Mit erheblichen psychischen Begleiterscheinungen	20
Mit wesentlicher Einschränkung der Erlebnis- und Gestaltungsfähigkeit	30 bis 40
Mit schweren psychischen Störungen und sozialen Anpassschwierigkeiten	50

---

[1] GdB = Grad der Behinderung; MdE = Minderung der Erwerbsfähigkeit

Adressen

Aktuelle weitere Informationen unter
www.Ohrensausen.de

Selbsthilfegruppen

Deutschland

Deutsche Tinnitus-Liga
Postfach 210351
D-42353 Wuppertal
Tel. 0202/24652-0
Fax 0202/46752-20
www.tinnitus-liga.de
dtl@tinnitus-liga.de

Deutscher
Schwerhörigenbund
Breite Straße 23
D-13187 Berlin
Tel. 030/47541114
Fax 030/47541116
www.schwerhoerigkeit.de
dsb@schwerhoerigkeit.de

Österreich

Prof. Dr. Klaus Albegger
St. Johannes Hospital
Müllner Hauptstraße 48
A-5020 Salzburg
Tel. 0662/4482-0

Schweiz

Schweizerische
Tinnitus-Liga (STL)
Ziegelgut 18
CH-7206 Igis
Tel 081/3308551
info@tinnitus-liga.ch

TRT-Team der Autoren

Neurootologische Praxis Grundlegende Diagnostik
Dr. Christian Hellweg
Goethestraße 3
D-60313 Frankfurt
Tel. 069/28 82 82
Fax 069/28 21 11

Ambulantes Tinnitus/Hyperakusis Center · Tinnitusklinik
Goethestraße 3
D-60313 Frankfurt

Dr. Hellweg, HNO-Facharzt, spezialisiert auf Tinnitus/Hyperakusis

Prof. Klinke, Neurophysiologe, spezialisiert auf Tinnitus/Hyperakusis

Dr. Heinrichs, Individuelle Tinnitus-Therapie

R. Becker, Dipl.-Psychologe, spezialisiert auf Tinnitus/Hyperakusis

C. Franz, Dipl.-Psychologin, spezialisiert auf Tinnitus/Hyperakusis

G. Lux-Wellenhof, Hörakustik-Meisterin, spezialisiert auf Tinnitus/Hyperakusis

Akustika Hörgeräte
Stephanstraße 17
60313 Frankfurt

Gabriele-Lux-Stiftung
Stephanstraße 18
60313 Frankfurt
www.Tinnitus-Stiftung.org
www.Stiftung-Tinnitus.org

Bezugsadressen der Hersteller

Noiser und Kombigeräte

Hansaton Akustik GmbH
Postfach 760 549
22055 Hamburg
Tel. 040/29 80 11-0
www.hansaton.de

Bed Side Noiser, Soundsysteme, Tinnituskissen

Akustika
Albanusstraße 35
65929 Frankfurt
Tel. 069/31 95 33
www.ohrensausen.de

Lärmschutz

Egger
Otoplastik + Labortechnik GmbH
Postfach 2130
87411 Kempten
Tel. 0831/58 113-0
www.egger-labor.com

Hearsafe
Kölnerstraße 195
51149 Köln
Tel. 02203/91 000
www.hearsafe.de

Tinnituskliniken

Tinnitus Klinik
Große Allee 1–3
34454 Bad Arolsen
www.tinnitus-klinik.de

Habichtswald Klinik
Wigandstraße 1
34131 Kassel-Wilhelmshöhe
Tel. 0561/3108 883
www.habichtswaldklinik-ayurveda.de

Klinik Roseneck
Am Roseneck 6
83209 Prien
Tel. 08051/68-0
www.schoen-kliniken.de

Staatsbad Meinberg GmbH
Parkstraße 17
32805 Horn-Bad Meinberg
Tel. 05234/9010
www.staatsbad-meinberg.de

Literatur

Jastreboff, Pawel J. / Hazell, Jonathan W.P.: Tinnitus Retraining Therapy. Cambridge University Press, Cambridge 2004

Barrow, John D.: The artful universe. Oxford University Press, New York 1995

Biesinger, Eberhard, in: HNO-Nachrichten 26/1996, Heft 6

Biesinger, Eberhard: Die Behandlung von Ohrgeräuschen. Georg Thieme Verlag, Stuttgart 1996

Feldmann, Harald (Hg): Tinnitus. Georg Thieme Verlag, Stuttgart 1992

Ganz, Franz-Josef: Ohrgeräusche. Georg Thieme Verlag, Stuttgart 1986

Hallam, Richard: Leben mit Tinnitus. Rowohlt Taschenbuch Verlag, Reinbek bei Hamburg 1996

Heinrichs, Hans-Jürgen: Terror Tinnitus, Patmos Verlagshaus, 2003

Heinrichs, Hans-Jürgen: Die Individuelle-Tinnitus-Therapie, Patmos Verlagshaus, 2004

Hesse, Gerhard / Nelting, Mafred / Schaaf, Helmut: Tinnitus: Leiden und Chance. Profil Verlag, München 1997

Jakes, S.C.: Kognitive Gruppentherapie für Patienten: Anwendung bei Tinnitus. Tunbridge Wells Health Authority

Kellerhals, Bernhard / Zogg, Regula: Tinnitus Hilfe. S. Karger Verlag, Freiburg und Basel, 2. Aufl. 1997

Schneider, Elisabeth: Achtung: Kiefergelenk hört mit! Wirbel Verlag, München 1995

Tönnies, Sven: Leben mit Ohrgeräuschen. Roland Asanger Verlag, Heidelberg 1991

Erlandsson, S. / Ringdahl A. / Carlsson SG.: Treatment of tinnitus: A controlled comparison of masking and placebo. Br. J. Audiol. 1987; 21 (1) pp. 37–44

Feldmann, H.: Das Gutachten des HNO-Arztes. Springer (1997), Heidelberg

Feldmann, H.: masking curves (updates and review). J. Laryng. Otol. 1984; Suppl. 9, pp. 157–160

Goebel, G.: Retraining-Therapie bei Tinnitus: Paradigmenwechsel oder alter Wein in neuen Schläuchen? Editorial HNO 1997; 9, pp. 664–667

Goebel G. / Hiller, W.: Tinnitus-Fragebogen (TF) – ein Instrument zur Erfassung von Belastung und Schweregrad bei Tinnitus. Hogrefe Verlag für Psychologie (1998), Göttingen/Bern/Toronto/Seattle

Goebel, G.: Tinnitus-Retraining-Therapie: Zwischen Medizin und Psychologie. HNO-Nachrichten 2003; 3: pp. 20–25

Studien zur Wirksamkeit der Tinnitus-Retraining-Therapie und Studienbeschreibungen

1995: Perspektiven zur völligen Eliminierung der Tinnitus-Wahrnehmung
Jacqueline Sheldrake, 32 Devonshire Place, London, UK
Pawel J. Jastreboff, Tinnitus & Hyperacusis Center, Univ. of Maryland, Baltimore, MD 21201, USA
Jonathan W. P. Hazell, RNID Medical Research Unit, Middlesex Hospital OPD, London, UK
Veröffentlicht: Proceedings of the 5th International Tinnitus Seminar, 1995, Portland, Oregon, USA
149 Patienten, Erfolgsquote 80 %

1997: Tinnitus Habituations Therapie: Erfahrungen des Tinnitus & Hyperacusis Centers an der Universität von Maryland
Douglas E. Mattox, M.D., Pawel J. Jastreboff, Ph.D., William Gray, M.D.
Dept. Of Otolaryngology – Head & Neck Surgery, Univ. of Maryland, USA
Veröffentlicht: International Tinnitus Journal, Bd. 3, No. 1, 31–32, 1997
152 Patienten

1998: Tinnitus-Retraining-Therapie – ein Vergleich mit einer Gruppe nicht behandelter Tinnitus-Betroffener über einen Zeitraum von 1 Jahr
Catherine McKinney, Jonathan W. P. Hazell, Rena Graham
Institute of Laryngology and Otology, London
Veröffentlicht bei der 10. Annual American Academy of Audiology Convention, Los Angeles, 2.–5. April 1998
129 Patienten

Studien zur Wirksamkeit der TRT und Studienbeschreibungen

1998: Gutachten über Untersuchungsergebnisse zur
Tinnitus-Retrainings-Therapie anhand einer TRT-Datenbank für
Akustika Hörgeräte, Frankfurt/Main.
Prof. Gerald Langner, Institut für Zoologie, Abt. für Neuroakustik,
Technische Universität Darmstadt

1999: Treatment history of incoming patients to the
Tinnitus & Hyperacusis Centre in Frankfurt/Main.
G. Lux-Wellenhof, Dr. C. Hellweg Tinnitus & Hyperakusis Center,
Leverkuserstr., 65929 Frankfurt.
Veröffentlicht in: Proceedings of the 6th International Tinnitus Seminar
1999, Cambridge, UK.
66 Patienten

1999: Treatment outcome of Tinnitus Retraining Therapy patients
in the Tinnitus & Hyperacusis Centre Frankfurt/Main.
G. Lux-Wellenhof, Tinnitus & Hyperakusis Center,
Leverkuserstr. 14, 65929 Frankfurt.
Veröffentlicht in: Proceedings of the 6th International Tinnitus Seminar
1999, Cambridge, UK.
122 Patienten

1999: The Importance of continuity in TRT patients:
results at 18 months.
Heitzmann, T., Rubio, L., Cardenas, M.R., Zofio, E.:
Veröffentlicht in: Proceedings of the 6th International Tinnitus Seminar
1999, Cambridge, UK.

1999: Combining elements of tinnitus retraining therapy (TRT)
and cognitive-behavioural therapy: Does it work?
In: Proceedings of the Sixth Tinnitus Seminar, ed. Hazell, J.W.P.,
pp. 399–402.
London: Tinnitus & Hyperacusis Centre.

2000: Tinnitus habituation therapy (THT) and
tinnitus retraining therapy (TRT)
Jastreboff, P.J.
Veröffentlicht in: Tinnitus Handbook, ed. Tyler, R. pp. 357–376.
San Diego, CA

2000: Tinnitus retraining therapy as a method for treatment
of tinnitus and hyperacusis patients
Jastreboff, P.J., Jastreboff, M.M.
Veröffentlicht in: J. Am. Acad. Audiol., 11, 156–161

2003: Tinnitus Retraining Therapy for patients with tinnitus
and decreased sound tolerance
Jastreboff, P.J., Jastreboff, M.M.
Otolaryngologic Clinics of North America, 36, 321.

Studienbeschreibungen

Bartnik, Fabijanska, Rogowski (1999)
Beteiligung: 120
Erfolgskriterium: eine Aktivität nicht länger beeinflusst von Tinnitus und 20% Verbesserung bei mindestens 3 Skalen des Fragebogens
Behandlung: mindestens 3 Monate TRT
Ergebnisse: Besserung bei 77,6% der Befragten
In: Proceedings of the Sixth International Tinnitus Seminar, ed. Hazell, J.W.P., pp. 415–417. London: Tinnitus & Hyperacusis Centre.

McKinney, Hazell, and Graham (1999)
Beteiligung: 182
Erfolgskriterium: mindestens 40% Besserung bei 2 oder mehr der folgenden Fragebogen Skalen: Störung, Wahrnehmung, Lautheit, Einfluss auf Lebensqualität

Behandlung: 12 Monate TRT, Nachfrage 24 Monate nach Beginn der Behandlung
Erfolgsrate: 69,8 % – Patienten, die die Erfolgskriterien nicht erfüllten, zeigten dennoch gewisse Verbesserungen (d.h. keine Verschlechterung), Besserung fand langsamer statt.
In: Proceedings of the Sixth Tinnitus Seminar, ed. Hazell, J.W.P., pp. 99–105. London: Tinnitus & Hyperacusis Centre.

Jastreboff, Gray, Gold (1996)
Beteiligung: 124
Erfolgskriterien: 30 % Verringerung der Wahrnehmung, Belästigung und eine Aktivität, die nicht länger beeinflusst wird.
102 erhielten direktives Counselling plus Noiser: 79,7 % Verbesserung
22 erhielten nur eine Erstberatung: 18,2 % Verbesserung
In: Am. J. Otol., 17, pp. 236–240.

Sheldrake, Hazell and Graham (1999)
Beteiligung: 483
Erfolgskriterien: mind. 40 % Verbesserung bei Wahrnehmung und Belästigung, oder mind. 40 % Verbesserung bei Wahrnehmung oder Belästigung plus Verbesserung bei einer Aktivität.
Behandlung: durchschnittlich 21 Monate TRT
Ergebnisse: 70,6 % nach 12 Monaten TRT (N = 381), 83,7 % nach durchschnittlich 21 Monaten TRT (N = 224) – Hinweis darauf, dass »nach 6 Monaten die Mehrheit der Patienten, die ihre Folgetermine nicht einhalten, dies tun, da sie der Meinung sind, weitere Behandlung nicht zu benötigen«.
In: Proceedings of the Sixth Tinnitus Seminar, ed. Hazell, J.W.P., pp. 292–296. London: Tinnitus & Hyperacusis Centre.

Sheldrake, Jastreboff and Hazell (1996)
Retrospektive Telefonbefragung
Beteiligung: 149
Behandlung: TRT

96,6 % Verbesserung
19,6 % nahmen den Tinnitus nicht mehr wahr, auch wenn sie sich darauf konzentrierten. Keine Verbesserung vor der Behandlung
In: Proceedings of the Fifth Tinnitus Seminar, ed. Vernon, J.A. & Reich,G., pp. 531–536, Portland, OR: American Tinnitus Association.

Golg, Frederick, Formby (1999)
Beteiligung: 130
Behandlung: TRT + binaurale Noiser
Noiser anfangs über der Schwelle, langsam zum Mixing Point eingestellt
Statistisch signifikante Verbesserung bei LDLs bei 1, 2 & 4 kHz

McKinney, Hazell, Graham (1999)
Beteiligung: 364
Behandlung: 12 Monate TRT mit oder ohne Noiser
Reduktion von Phonophobie
Änderungen bei Phonophobie und Hyperakusis offensichtlich bedingt durch Änderung der Tinnitus-Wahrnehmung und Reaktion
Änderungen der LDLs größer bei Patienten, die Noiser benutzten
In: Proceedings of the Sixth Tinnitus Seminar, ed. Hazell, J.W.P., pp. 99–105. London: Tinnitus & Hyperacusis Centre.

Jastreboff PJ, Jastreboff MM (2000)
Tinnitus Retraining Therapy (TRT) as a method for treatment of tinnitus and hyperacusis patients.
Allgemeine Information über das neurophysiologische Modell und TRT.
In: J. Am. Acad. Audiol., 11, pp. 156–161.

Skarzynski H, Rogowski M, Bartnik G, Fabijanska A (2000)
Organization of tinnitus management in Poland.
N 1000 über 2 Jahre
Aufbau des ersten Tinnitus-Zentrums in Polen. Behandlung mit Tinnitus-Retraining-Therapie. Präsentation epidemiologischer Daten.

Bartnik G, Fabijanska A, Rogowski M (2001)
Effects of tinnitus retraining therapy (TRT) for patients with tinnitus and subjective hearing loss versus tinnitus only.
Beteiligung 108
40 Patienten mit Tinnitus und subjektivem Hörverlust (Kat. II),
68 Patienten mit Tinnitus (Kat. 0 und I).
Erfolgsquote: bei 70% der Patienten Kat. 0 und I, 90% bei Kat. II.

Bartnik G, Fabijanska A, Rogowski M (2001)
Experiences in the treatment of patients with tinnitus and/or hyperacusis using the habituation method.
Beteiligung 100
Erfolgsquote nach 10 Monaten Behandlung mit TRT 70%.

Lux-Wellenhof G, Hellweg Ch (2002)
Long term follow up study of tinnitus patients of the Tinnitus Centre Frankfurt/Main.
Studie einer Gruppe von Patienten mit mindestens 6 Monaten aktiver Behandlung. Bewertung mindestens 5 Jahre nach Beginn der Behandlung.
Erfolgsquote: 85% Besserung hält nach 5 Jahren an
9% – Tinnitus wird nicht mehr wahrgenommen
In: Proceedings of the Seventh Tinnitus Seminar, ed. Partuzzi, R., pp. 277–279, Perth, Australia: University of Western Australia.

Henry JA, Jastreboff MM, Jastreboff PJ, Schechter MA, Fausti SA (2002)
Assessment of patients for treatment with tinnitus retraining therapy.
Leitlinie zur Evaluierung der Ergebnisse der Behandlung mit Tinnitus Retraining Therapie.

Berry JA, Gold SL, Frederick EA, Gray WC, Staecker H (2002)
Patient-based outcomes in patients with primary tinnitus undergoing tinnitus retraining therapy.
N 32

Erfolgskontrolle mittels des Tinnitus Handicap Inventory (THI), nach 6 Monaten signifikante Besserung.
In: Arch. Otolarygol. Head Neck Surg., 128, pp. 1153–1157.

Delb W, D'Amelio R, Boisten CJ, Plinkert PK (2002)
Evaluation of tinnitus retraining therapy as combined with a cognitive behavioural group therapy.
N 95
79 Patienten wurden mit TRT behandelt,
16 waren auf einer Warteliste.
Erfolgsquote 64,5 % der behandelten Patienten zeigten signifikante Besserung, die auf der Warteliste keine.

Jastreboff PJ, Jastreboff MM (2003)
Tinnitus retraining therapy for patients with tinnitus and decreased sound tolerance.
TRT kann bei sämtlichen Arten von Tinnitus sowie bei Geräuschüberempfindlichkeit angewandt werden, die Erfolgsquote liegt bei über 80 %.
In: Otolaryngologic Clinics of North America, 36, P. 321.

Eysel-Gosepath K, Gerhards F, Schicketanz KH, Teichmann K, Benthien M (2004)
Attention diversion in tinnitus therapy. Comparison of the effects of different treatment methods.
N 40
Es erwies sich als sehr günstig, die Aufmerksamkeit der Patienten abzulenken. Es werden Noiser und/oder Hörgeräte benutzt.

Suchova L (2005)
Tinnitus retraining therapy – the experiences in Slovakia.
N 55
Behandlung mit TRT. Erfolgsquote mehr als 50 % nach 6 Monaten

Herraiz C, Hernandez FJ, Plaza G, de los Santos G (2005)
Long-term clinical trial of tinnitus retraining therapy
N 158
Evaluierung nach 12 Monaten mit THI.
Erfolgsquote 82%

Zagolski O (2005)
Tinnitus in elderly patients
Beteiligung 30
Patienten im Alter von 65–90 Jahren wurden mit TRT behandelt.
Erfolgsquote 80%.

Die Autoren

Dr. med. Christian Hellweg, HNO-Facharzt

Dr. med. Christian Hellweg, geboren 1950 in Berlin, studierte Medizin in Göttingen. Als Stipendiat der Studienstiftung arbeitete er 1972 ein Jahr an der University of California, Department of Neurosciences in San Diego/USA. Anschließend folgte ein Zweitstudium im Fach Physik, das er 1977 abschloß. Während dieser Zeit und weiter bis zum Jahr 1979 bekleidete er eine Stelle als wissenschaftlicher Assistent am Max-Planck-Institut für biophysikalische Chemie in Göttingen.

Im Rahmen seiner Facharztausbildung war er dann an der Medizinischen Hochschule Hannover sowie an der HNO-Klinik der Universität Erlangen tätig. Während dieser Zeit veröffentlichte er zahlreiche wissenschaftliche Arbeiten, unter anderem über das Problem des Tinnitus nach Durchschneidung des Hörnervs.

Seit 1983 ist Dr. Hellweg mit einer eigenen Praxis in Frankfurt am Main niedergelassen. Er hat sich auf die Untersuchung und Behandlung von Erkrankungen des Innenohres einschließlich des Gleichgewichtsorgans spezialisiert. In seiner Tinnitus-Tagesklinik wird seit 1996 die Tinnitus-Retraining-Therapie angeboten.

Dr. Christian Hellweg, Gabriele Lux-Wellenhof und Petra Bühler bildeten eines der ersten TRT-Teams in Deutschland.

Gabriele Lux-Wellenhof, Hörakustik-Meisterin

Gabriele Lux-Wellenhof, Jahrgang 1952, ist mit dem Thema Tinnitus und Hyperakusis schon sehr lange und intensiv vertraut. In den siebziger Jahren war sie – vor ihrer Ausbildung zur Hörakustik-Meisterin – in der Universitätsklinik in Bonn tätig und dort zusammen mit Professor Opitz und Professor von Wedel an einer Forschungsarbeit über Tinnitus beteiligt.

1984 lernte sie für einen gewissen Zeitraum Tinnitus und Hyperakusis als Patientin kennen. Diese Erfahrung motivierte sie, sich noch intensiver diesem Thema zu widmen.

Auslandsaufenthalte und Besuche in den führenden Kliniken in Baltimore und Nottingham bei den Spezialisten Jastreboff sowie Coles und Hazell brachten sie mit der Tinnitus-Retraining-Therapie in Berührung. Weitere Seminare bildeten die Grundlage für das diesbezügliche Engagement in ihrem Unternehmen Lux-Akustika Hörgeräte.

Petra Bühler, Diplom-Psychologin

Petra Bühler, Jahrgang 1968, studierte an der Technischen Universität in Darmstadt Psychologie mit Schwerpunkt Klinische Psychologie und Psychosomatik, unter anderem bei Professor Dr. Thomas Bernhard Seiler. Bereits während ihres Studiums konzentrierte sich ihr Interesse auf das Gebiet der Phantomwahrnehmung. Auch in ihrer Diplomarbeit beschäftigte sie sich mit der Entwicklung kognitiver Strukturen und Schemata.

Es folgten Zusatzausbildungen in Hypnotherapie und NLP (Neurolinguistisches Programmieren) bei Dr. Wolfgang Lenk, Berlin, und in klientenzentrierter Gesprächspsychotherapie in der GWG (Gesellschaft für wissenschaftliche Gesprächsführung), Köln. Außerdem ist sie ausgebildete Yoga-Lehrerin.

Unter Mitarbeit von:

Cornelia Franz, Jahrgang 1965, Diplom-Psychologin, studierte Betriebswirtschaft in Stuttgart mit dem Schwerpunkt Personalmanagement. Im Anschluss folgte ein einjähriger Aufenthalt an der Universität Boulder in Colorado USA. Nach dem Studium war sie drei Jahre in der Wirtschaft im Bereich Human-Resources-Management tätig.

Anschließend folgte ein Zweitstudium an der Johann-Wolfgang-Goethe-Universität in Frankfurt am Main in dem Fach Psychologie und Arbeits-, Betriebs- und Organisationspsychologie. Es folgte die Zusatzausbildung zur Verhaltenstherapie. Im Rahmen ihrer beruflichen Tätigkeit besuchte sie unter anderem das Seminar Tinnitus-Retraining-Therapie bei Prof. Dr. Jastreboff in Salzburg.

Reinhard Becker, Jahrgang 1959, ist Diplom-Psychologe und psychologischer Psychotherapeut. Zusätzliche Ausbildungen umfassten Gestalttherapie, Psychodrama und Verhaltenstherapie.

Seit 1997 ist er selbst Tinnitus-Betroffener und traf bei der Suche nach einer geeigneten Therapie Herrn Dr. Hellweg, der ihn mit der TRT vertraut machte. Mithilfe dieser Therapie kommt er sehr gut mit dem Tinnitus zurecht. Diese Erfahrung möchte er an andere Patienten weitergeben und befasst sich seither intensiv mit der Rolle des Psychologen in der TRT.

Seit dem Jahr 2000 arbeitet Becker als niedergelassener Psychologe in einer eigenen Praxis.

Danksagung

An erster Stelle sei hier auch im Namen aller unserer Patienten Margaret und Pawel Jastreboff dafür gedankt, dass sie uns die Tinnitus-Retraining-Therapie zur Verfügung gestellt und uns in dieser Behandlungsmethode ausgebildet haben.

Wir bedanken uns bei unseren Familien, ohne deren Verständnis und Geduld wir nicht in der Lage gewesen wären, so viel unserer Zeit dem Schreiben dieses Buches zu widmen. Sie haben während dieser Phase auf vieles verzichtet, uns viele Hindernisse aus dem Weg geräumt und dadurch nicht unerheblich zum Zustandekommen dieses Buches beigetragen.

Viele unserer Patienten haben sich die Zeit genommen, uns ihre Erfahrungen über den Tinnitus und die Tinnitus-Retraining-Therapie mitzuteilen. Dadurch war es uns möglich, die Wirksamkeit der Therapie ständig zu verbessern. Auch das Manuskript dieses Buches wäre ohne die aktive Beteiligung unserer Patienten nicht zustande gekommen. Wir danken daher allen unseren Patienten für ihre geduldige Kooperation.

Unser Dank gilt auch Herrn Prof. Dr. Kellerhals und seiner Frau Regula Zogg. Mit beiden haben wir viele gemeinsame Seminare in der Schweiz abgehalten, wobei wir uns in unserer Arbeitsweise gut ergänzt haben und von Frau Zogg viel über ihr Spezialgebiet, die Körpertherapie, gelernt haben.

Bei unserer Arbeit in Österreich unterstützte uns Herr Prof. Dr. Albegger, dem wir für die gute Zusammenarbeit danken.

Bedanken möchten wir uns auch bei Prof. Klinke, Prof. Clemenz und Dr. Heinrichs, die in unserem Tinnitus-Team mitwirken und bei der Betreuung der Patienten einen wertvollen Beitrag leisten.

Unser Dank gilt ebenso unseren Mitarbeiterinnen und Mitarbeitern. Ihr selbstloser Einsatz hat es uns überhaupt erst möglich gemacht, dieses Buch zu schreiben.

Ganz besonders möchten wir uns bei Brixie Bukowski bedanken. Unermüdlich hat sie die internationale Literatur recherchiert, das Internet durchstöbert, Stunden in der Deutschen Bibliothek verbracht, englische Fachliteratur ins Deutsche übersetzt und immer wieder Korrekturen des Textes durchgeführt. Ihrer Sensibilität und ihrem Sprachgefühl hat dieses Buch sehr viel zu verdanken.

Unser besonderer Dank gilt der Deutschen Tinnitus-Liga, insbesondere dem Ehepaar Knör, das durch seine stete Begleitung und Hilfsbereitschaft dieses Buch erst ermöglicht hat. Ebenso möchten wir uns bei Professor Coles, Professor Langner und seinem Team sowie bei Professor Jastreboff bedanken, von dem wir sehr viel gelernt haben und der uns stets ein Vorbild ist.

Stichwortverzeichnis

Akustikusneurinom 35, 46, 182
Altersschwerhörigkeit 34
Anamnese 41f., 74
Arzt 33, 36, 41ff., 46, 49, 55, 74ff., 87, 113, 130f., 133, 136, 138, 140, 145f., 149, 162ff., 169, 172, 183f., 189
Audiogramm 43, 46, 135, 139, 141
Aufmerksamkeit 47, 56f., 64, 81, 112, 114, 117f., 122, 124, 158, 160, 164, 192

Begleitbehandlung 112
BERA 35, 45

Cortex 190, 192, 195, 197, 199f.
Cortisches Organ 34
Counselling 11ff., 64, 70, 73ff., 95, 124, 130f., 133, 136, 138, 140, 145, 172, 185

Deoxyglukose 196f.
Depressionen 69, 92, 112, 114
Desensibilisierung 67, 186
Diät 166

EEG 45
Elektro-Enzephalogramm 45
Energiegehalt 77
Engelskreis 67
Entladung 60
Entspannung 81, 115, 117, 119f., 155ff., 166
Entspannungstechniken 131f., 134, 136ff., 141, 143
Ernährung 42

Feldenkrais 115, 118
Formatio reticularis 56ff., 62, 64, 71, 192
Frequenz 33, 37, 43, 46, 75ff., 85, 92f., 95f., 119, 121, 129, 134ff., 138ff., 142f., 149, 190, 192

Gehörgang 149, 190
Geräuschgenerator 85
Glukose 196
Goebel/Hiller-Fragebogen 74
Grippeotitis 36
Gruppentherapie 124

Haarzellen 96, 115, 190, 192ff., 197, 199
Habituation 11f., 50f., 67, 69ff., 74ff., 86f., 113, 115f., 122, 183ff.

Heilung 15, 27, 67, 183
Hirnrinde 197
Hirnstamm 192, 194, 197, 199f.
Hochtonaudiogramm 43
Homöostase 60f.
Hörakustiker 71, 73, 87, 132, 134, 136ff., 141, 149, 163, 169, 184
Hörbahn 12, 17, 37, 40, 46, 55ff., 60, 62, 65, 67, 71, 75, 95, 112, 125, 181
Hörcortex 192, 194, 199, 201
Hörgerät 34, 71, 76, 87, 93, 95f., 134f., 138ff., 142f., 155, 163, 173, 184
Hörkurve 37
Hörminderung 32, 47, 74, 193
Hörnerv 55f., 60, 62, 75, 80, 147, 200
Hörnerven 182
Hörschaden 87, 177, 183, 193ff., 200
Hörschlauch 33
Hörschnecke 35, 37, 75
Hörschutz 61
Hörschwelle 75, 132, 134
Hörsturz 21, 25, 33, 162
Hörsystem 199
Hörverlust 21, 33, 41, 43, 73, 76, 92f., 95f., 133, 138, 140, 169, 183, 193
Hyperakusis 11ff., 21, 31f., 40f., 43, 50, 61, 73f., 76, 81, 91ff., 96, 111, 125, 129f., 136, 138, 140, 142, 146ff., 158f., 162, 169f., 172, 177, 183, 186, 219
Hypnotherapie 117, 219

Impedanz 45, 129
Indikation 70, 73
Infusion 48ff.
Innenohr 32ff., 43, 45, 48f., 75, 115, 190, 193ff., 197, 200
Innenohr-Haarzellen 193
Innenohrschwerhörigkeit 33f.
Internet 154
Ionenkanäle 190

Kategorisierung 76
Klassifizierung 74, 76
Knalltrauma 34
komplexer Tinnitus 60
Kontrolle 81
korreliert 55f., 60

Lärm 21f., 25, 34, 41, 47, 163, 189, 192
Lärmschwerhörigkeit 34
laterale Hemmung 58
Lautheit 41, 43, 75, 119, 133, 135, 137, 139, 141
Limbisches System 50, 57f., 62f., 71, 126, 192

Masker 77, 85ff., 163, 185
Massage 184
Medikamente 36, 41, 60, 62, 162, 182
Ménière-Krankheit 25, 34
Mittelohrentzündung 36
MTT 133, 135, 137, 139, 141

neurophysiologisches Modell 113, 121f., 130f., 133, 135ff., 142, 145, 172

OAE 45f.
objektiv 33, 42
objektive Verfahren 46
Ohrstöpsel 61
Ohrtrompete 35
otoakustische Emissionen 45, 75, 193
Otosklerose 35
Otoskopie 42

Phonophobie 32, 74, 125f., 130, 142, 158
Pitch-match 129
PMR 116f.
Positronen-Emissions-Technik (PET) 199
progressive Muskelentspannung 116
psychoakustische Verfahren 46
Psychologe 73, 81, 131f., 134, 136ff., 141, 143, 146, 149, 169, 175
psychologische Begleittherapie 125
psychologische Begleitung 185
psychologische Behandlung 113
psychologische Beratung 112
Psychotherapie 111f., 117, 124f.

Rauschen 31, 56, 77, 86f., 94, 125, 132, 134, 137, 139, 141, 147, 168, 196
Recruitment 43
Rückkopplung 116, 194ff., 200f.

Sanus-Noiser 42, 56, 76f., 85ff., 93f., 96, 132ff., 142f., 159, 161f., 167f., 184ff.

Sauerstofftherapie 48
Schädel-Hirn-Trauma 34
Schlaf 36, 48, 56f., 63, 69, 146, 155, 168
Schlafcounselling 131f., 134, 136, 138, 141, 143
Schlafstörungen 69, 91, 111f., 114, 117, 123f., 155, 168
Schwerhörigkeit 31ff., 181, 183, 199
Selbsthilfegruppe 183
Sleep-Noiser 132ff., 139, 142
Sport 162
Spracherkennung 96
Sprachverstehen 43
Steilabfall 37
Stethoskop 33, 42
Stille 48, 55f., 61, 78, 80, 147, 196
Stimmgabel 42
Stress 47, 48, 50, 113, 147, 155, 159, 181, 200
Stressmanagement 112, 114f., 123, 131f., 134, 136, 138, 141, 143
subjektiver Tinnitus 189

Tai Chi 115, 119
Tai Chi Chuan 50
Teufelskreis 62f., 67, 81, 112f., 122
Tinnitus-Matching 46
Tinnitus aurium 31
Tinnitus cerebri 31
TM 46
Tonaudiogramm 43, 46
TRT-Team 218
Tumor 35, 46
Tympanometrie 45

Unbehaglichkeitsschwelle 32, 43, 46, 61, 75, 126, 158
unkorreliert 55f.

vegetativ 63, 69, 71
Verstärkung 40, 60f., 200f.

Yoga 115, 120, 219

Zentralnervensystem 37, 56ff., 62, 71, 181, 195
Zervikal-Tinnitus 36
Zielgruppe 73